Monthly Book *Derma.*

編集企画にあたって・

JN115776

太陽光線は地球上に生きる生命体すべてに恩恵を与えるエネルギーである一方，発癌性や光老化など慢性障害が生じることが一般にも理解されるようになり，現代社会では日常生活ではできるだけ紫外線を防御する生活習慣が勧められてきた．

その結果，「光線療法ってもう時代遅れでしょ？」「抗体製剤や分子標的薬が全盛のこの時代に紫外線？」「発癌がねー」などと言う意見を聞いたことがあるかもしれない．

確かに 2010 年代から始まった生物学的製剤や免疫チェックポイント阻害剤による治療は画期的であり，効能効果も高く，インパクトが強いものである．しかしながら，すべての症例に効果があるわけではなく，感染症などの副作用に注意が必要な場合もしばしばみられる．

2000 年代にナローバンド UVB が実臨床にて使用されるようになってきたのを皮切りに，UVA1，エキシマライト（レーザー）が登場し，より幅広い疾患への応用，より高い効果，より高い安全性に対するエビデンスの蓄積が行われ熟成されたのが現在の光線療法である．今回「実践！皮膚疾患への光線療法─総集編─」では 2020 年代に入り多くのエビデンスをもとに様々な疾患への光線療法の決定版として，各分野のエキスパートの先生方に執筆の労を頂いた．光線療法の歴史，基本から実践まで，日常診療の際にお役立ていただけると幸甚の至りである．

2020 年に図らずもコロナ禍という全人類に未曾有の危機が訪れ，人々は接触を避けるために在宅ワークや自宅待機を余儀なくされることとなった．その結果，太陽光線を浴びる機会減少による体内時計の狂いからのうつ病の増加，ヨーロッパでは体内のビタミン D レベルが低下し，COVID-19 の発症リスクが高まるとの報告まで出ている．

そして逆説的に日光浴や光線療法にてビタミン D レベルを向上させることが COVID-19 への抵抗力を高め，延いてはこのコロナ禍を克服することにつながると光線の存在が見直されつつある．

今後の光線療法は単独での治療もさることながら，様々な治療法との組み合わせによる効果の増強や副作用の減弱，ウイルス感染症への応用，癌に対する光免疫療法の登場など新規開拓目白押しである．MB Derma. 編集部にはまだまだ光線療法は健在であること認識していただき，新たなる企画を考えていただければ幸いである．

2022 年 2 月

山﨑文和

KEY WORDS INDEX

WRITERS FILE
ライターズファイル
（50 音順）

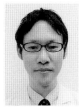

小野　竜輔
（おの　りゅうすけ）

2001年	宮崎医科大学卒業
	神戸大学皮膚科入局
2002年	兵庫県立成人病センター皮膚科
2003年	神戸海星病院皮膚科
2005年	市立加西病院皮膚科
2006年	神戸大学大学院医学系研究科入学
2011年	同大学大学院修了
	甲南病院皮膚科
2013年	神戸大学皮膚科, 助教
2015〜17年	米国国立衛生研究所留学
2020年	神戸大学皮膚科, 講師

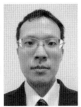

徳山　道生
（とくやま　みちお）

2011年	杏林大学卒業
	同大学医学部附属病院, 研修医
2013年	同大学皮膚科学講座
2014年	東海大学医学部専門診療学系皮膚科学
2016年	同, 助教

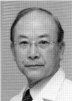

堀尾　　武
（ほりお　たけし）

1965年	京都大学卒業
1966年	インターンを経て同大学皮膚科学教室入局, 副手
1968年	米国ペンシルヴァニア大学皮膚科, リサーチフェロー
1972年	京都大学医学部皮膚科学教室, 助手
1978年	同, 講師
1980年	同, 助教授
1989年	関西医科大学皮膚科学教室, 助教授
1994年	同, 主任教授
2007年	同大学定年退職, 名誉教授
	医療法人財団医恵会聖護院皮膚科クリニック, 院長

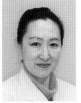

小林　里実
（こばやし　さとみ）

1989年	東京女子医科大学卒業
1991年	同大学皮膚科学教室, 助手
1998年	米国 School of Medicine, Case Western Reserve University, ポストドクトラルフェロー（Prof. Kevin D Cooper に師事）
2006年	東京女子医科大学皮膚科学教室, 講師
2008年	社会福祉法人聖母会聖母病院皮膚科, 医長
2016年	同, 部長

錦織千佳子
（にしごり　ちかこ）

1980年	神戸大学卒業
	京都大学附属病院皮膚科, 研修医
1981年	大阪赤十字病院皮膚科
1987年	京都大学, 助手
1988年	同大学大学院医学研究科博士課程修了
1994年	米国 M.D. アンダーソン癌研究所免疫学, ポストドクトラルフェロー
1995年	京都大学, 助手
1999年	同大学皮膚科, 講師
2002年	同, 助教授
2003年	神戸大学皮膚科, 教授
2021年	同, 名誉教授

馬渕　智生
（まぶち　ともたか）

1999年	東海大学卒業
	同大学皮膚科入局
1999年	同大学, 研修医
2001〜05年	同大学大学院
2005年	同大学皮膚科, 助手（助教）
2008年	同, 講師
2009〜11年	米国 Medical College of Wisconsin 皮膚科留学
2012年	東海大学皮膚科, 准教授
2017年	同, 教授

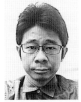

神保　晴紀
（じんぼ　はるき）

2008年	奈良県立医科大学卒業
	同大学附属病院, 研修医
2010年	神戸大学皮膚科入局
	兵庫県立がんセンター皮膚科
2011年	市立加西病院皮膚科
2013年	三田市民病院皮膚科
2015年	神戸大学大学院医学研究科皮膚科学分野　大学院
2020年	医学博士取得
	同病院, 助教

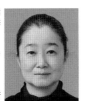

平田　　央
（ひらた　ちか）

2000年	大阪市立大学卒業
	同大学皮膚科入局
2006年	同大学大学院修了
	大阪市立大学附属病院皮膚科
2011年	大阪市立総合医療センター皮膚科
2015年	和泉市立総合医療センター皮膚科
2021年	大阪市立大学皮膚科, 助教

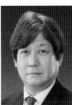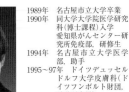

森田　明理
（もりた　あきみち）

1989年	名古屋市立大学卒業
1990年	同大学大学院医学研究科（博士課程）入学
	愛知県がんセンター研究所免疫部, 研修生
1994年	名古屋市立大学学部, 助手
1995〜97年	ドイツデュッセルドルフ大学皮膚科（ドイツフンボルト財団, 奨学研究員）
1997〜98年	米国テキサス大学サウスウエスターンメディカルセンター皮膚科
1998年	名古屋市立大学, 講師
2001年	同, 助教授
2003年	同, 教授
2015年	同大学病院, 副院長

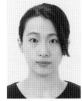

寺西　梨絵
（てらにし　りえ）

2017年	和歌山県立医科大学卒業
	大阪市立大学医学部附属病院, 研修医
2019年	同大学大学院医学研究科皮膚病態学博士課程入学

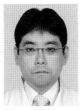

藤田　英樹
（ふじた　ひでき）

1999年	東京大学卒業
	同大学皮膚科入局
2005年	同大学大学院医学系研究科修了
	国立病院機構相模原病院皮膚科
2007年	東京大学医学部附属病院皮膚科, 助教
2008年	米国ロックフェラー大学研究皮膚科教室, 上席研究員
2011年	東京大学医学部附属病院皮膚科, 講師
2014年	日本大学医学部皮膚科学分野, 准教授

山﨑　文和
（やまざき　ふみかず）

1998年	川崎医科大学卒業
	同大学皮膚科, 研修医
2000年	関西医科大学附属病院皮膚科, 研究医員
2005年	同, 助手
2006年	りんくう総合医療センター市立泉佐野病院皮膚科, 医長
2007年	関西医科大学附属滝井病院皮膚科, 助教
2013年	同大学附属枚方病院皮膚科, 診療講師
2014年	同大学皮膚科, 講師
2017年	同大学附属病院皮膚科, 准教授
2020年	同大学皮膚科, 准教授

INDEX

Monthly Book **Derma.** No. 319／2022.3 ◆目次

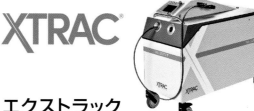

実践！皮膚疾患への光線療法―総集編―

◆編集企画／関西医科大学准教授　山﨑　文和　　◆編集主幹／照井　正　　大山　学

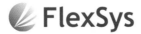

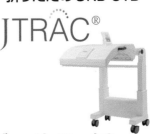

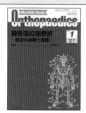
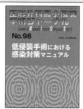
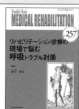
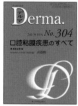
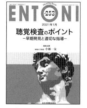
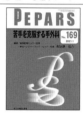
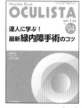
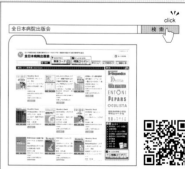

MB Derma, **319**：1-7, 2022.

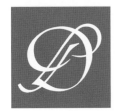

◆特集／実践！皮膚疾患への光線療法―総集編―

光線療法の温故知新
―光線療法のとるべき道―

錦織千佳子*

Key words：紫外線免疫抑制（UV induced immune suppression），サイトカイン（cytokine），発がん（carcinogenesis），乾癬（psoriasis），菌状息肉症（mycosis fungoides），尋常性白斑（vitiligo vulgaris）

Abstract 光線療法は様々な疾患に用いられているが，対象疾患に応じて最適な照射方法（光源，照射機器，照射レジメン）は異なる．各疾患の特性と各光源や照射機器の特性を知って，その疾患のその病態に応じた照射方法を選ぶ必要がある．光線療法において期待される効果は紫外線による免疫抑制効果，アポトーシス誘導効果，白斑に対する紫外線のメラニン合成やメラノサイトの遊走の促進など多様な作用点があり，ターゲットが異なるとその至適線量が異なり得るのは当然である．光線は部位によって当たりにくい部位が出てくるので，光線としての特性も勘案しながら，全身治療で効果が乏しい部位などの追加照射を組み合わせることで，効果を高めることが可能である．また，同じ疾患でも初期治療の時期と維持期とでは照射方法も異なる．今後の光線療法の目指す方向性としては，光線療法だけでその疾患を治すというよりも，他の治療との組み合わせで，それぞれの治療を補完して，安全で良好な結果を得ることを期待するというのも1つの目指す方向性かと思う．

はじめに

本特集では，それぞれのエキスパートが各疾患における実臨床に即した光線療法について執筆されるので，詳細な照射方法は他稿に譲ることとし，本稿では，光線療法の基本的な考え方，奏効機序を包括的に述べ，各光源や各照射機器の特徴について，これまでの開発の歴史や光線療法の変遷を振り返りながら述べて，各疾患における光線療法の使い分けの私見を述べ，共通する副作用への対応，そして，光線療法の今後進むべき方向性について提案したい．

光線療法の変遷

1．古代から光線療法の黎明期

光線療法は我々が日々その恵みを享受している太陽光の波長のうち，皮膚疾患の治療に有用な波長を取り出して照射する治療法である．古代から植物を摂取あるいは外用したのちに日光に当たることで白斑の治療が行われていたが，その植物中の有効成分がメトキサレン（8-methoxypsoralen）であることがわかったのは1940年代で，それを，実臨床に応用したのがPUVA（psoralen＋UVA）療法である．一方で，乾癬に対して日光浴をするということも民間で行われており，アトピー性皮膚炎にもサンランプとしてUVB phototherapyが1960年代頃から実臨床で行われていた．

2．光線の生体への作用の基本原理

光線の作用は物質に光エネルギーが吸収され，それが励起することにより周辺の分子と化学反応

* Chikako NISHIGORI，〒650-0047 神戸市中央区港島南町 1-5-6-101 神戸大学大学院医学研究科内科系講座皮膚科学分野，名誉教授

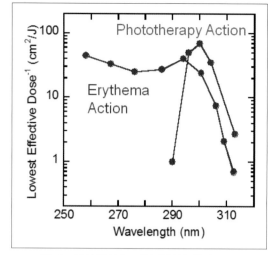

図 1. 紫外線紅斑の作用波長と乾癬への
治療効果の作用波長を相対的に示す

を引き起こすことが出発点であるので，光線療法
の作用点では，必ず光を吸収する分子（クロモ
フォア）が存在する．PUVA ではメトキサレンが
クロモフォアとなり UVA を吸収して励起して
DNA の構成分子であるピリミジンと結合するこ
とにより免疫抑制作用を発揮する．UVB による
光線療法においては，生体内の DNA やウロカニ
ン酸がクロモフォアとなって，紫外線免疫抑制作
用を引き起こすと考えられる．

3．光線療法の作用機序研究の発展期

PUVA 療法は 1960 年前後から医療現場でも尋
常性白斑に試みられた．1960 年代に PUVA 療法
下で DNA のメトキサレン付加体，また，メトキ
サレンを介して対側の DNA と架橋を形成し，
DNA 合成が抑制されることが示された．1970 年
代からこの DNA 合成抑制作用を期待して表皮増
殖性の疾患である乾癬の治療に PUVA 療法が盛
んに用いられるようになった．

1980 年代に PUVA の作用について研究が進み，
PUVA の効果の持続時間は表皮のターンオー
バーと考えられる約 1 か月よりも長いことや，動
物モデルで PUVA 照射により接触過敏反応が抑
制されることが示され，一方で，1980 年に，T 細
胞の活性化や IL-2 産生を抑制するシクロスポリ
ンが乾癬に有効であることがわかってきて，
PUVA の乾癬への効果も表皮細胞の増殖抑制と

いうより，免疫抑制によるものが大きいと考えら
れるようになった．また，UVB 照射後にピリミジ
ンが二量体を形成し，DNA の傷となること，UVB
にも DNA 合成抑制作用があることや，動物モデ
ルの接触過敏反応を抑制することなども明らかに
され，DNA 損傷が紫外線免疫抑制を誘導するメ
カニズムの 1 つであることが明らかとなった．

4．リスクベネフィットを勘案した選択的波長 光源の開発

このようなことを背景に，光線療法の有害性を
減らし，有効性を高める人工光源の開発が試みら
れた．その手法の 1 つに作用波長の検討がある．
光線の特定の波長の作用に着目して波長毎のその
作用効率を相対的に調べてプロットすることによ
り作用波長曲線を求める（図 1）．1970 年代後半か
らは，「安全性も高く効果も高い」乾癬治療用の光
源の開発が進んだ．それまでの動物実験の結果か
ら，紅斑反応の作用波長を求めると，300 nm あた
りに有効性のピークがある．紫外線紅斑の作用波
長と紫外線による造腫瘍効果の作用波長のピーク
が UVB 領域ではおおむね一致することから，紅
斑を減らすことが紫外線の有害性を減らすことに
つながるだろうという仮説のもとに，紫外線紅斑
を生じずに，乾癬の治療効果が高い波長を探した
ところ，311 nm あたりがベストであることが示さ
れた[1)2)]（図 1）．このことから，それ以外の波長を
フィルターでカットして 311±2 nm の狭い領域の
み放射するように設計したのが narrowband
ultraviolet radiation B（NB-UVB）ランプで，1980
年代からヨーロッパで用いられるようになった．

エキシマレーザーは塩化キセノンの 308 nm 単
色光レーザー光（可干渉性）である．Baltas らが
2001 年に 308 nm エキシマレーザーを尋常性白斑
に用い，その高い有効性を示した．しかし，レー
ザー機器は装置が大きく，機器の値段も高価であ
るので，同じ 308 nm を放出する単色の（非干渉
性）エキシマライトが使われている．エキシマラ
イト治療器は，308 nm の短波長の紫外線を病変部
位のみに照射できるよう意図されており，全身照

射で反応の悪いところや，当たりにくい場所など
への追加照射を行うのに有用である．ごくわずか
ではあるが，波長のピークが短いほうによってい
る分，紅斑は生じやすい．

5．これからの光線療法

　近年LED開発の進化により，多くの発光体を
用いて，欲しい波長を放射する光源の開発が進ん
でいる．2013年に「水銀に関する水俣条約」が締結
され，原則として，水銀を含有する製品の製造・
輸出・輸入が禁止されるので，できるだけ水銀を
含まない代替品を用いる必要がある．そのため目
指す生物効果の作用波長を放射するLED光源の
開発がますます盛んになるものと予想される．

　一方で，人工光源の急性期ならびに慢性期（長
期）の安全性については十分な注意が必要であろ
う．太陽光は地球上で生活する生物が必ず浴びる
ので，進化の過程で生物にはその有害性に対して
幾重にも防御機構が備わっている．紫外線紅斑は
光発がんを予防するための一種の警告と捉えるこ
ともできる．しかし，人工光源では通常の太陽光
とは異なるスペクトルで光が放射されている点
で，生体に本来備わっている safety net が働きに
くい可能性もあり得るかもしれない．特定の波長
だけを取り出して，自然界よりはるかに多い線量
を照射する，といったことが特定の波長に対する
光アレルギーを誘導しやすくなるという可能性は
ないか，という点が懸念され，生体への影響につ
いては未知の部分も多いだけに，人工光源の開発
とともにそれらの人体への影響は並行して検討し
ていく必要がある．

　今後，在宅光線療法を考えると，安全に最適な
治療を実施できる機器のソフトの開発と合わせ
て，リモートでの皮疹の観察と副作用のチェック
ができるシステムも必要である．

　欧米では，がんへの光線力学療法の開発やその
ための有用な光増感剤の開発が盛んだが，日本で
は医療分野での光源や光増感剤の開発は限定的で
ある．海外では移植医療においても，体外循環式
光化学療法（extracorporeal photochemotherapy,

フォトフェレーシスともいう）も実用化されてい
る．フォトフェレーシスは光線療法の副作用を回
避して，紫外線の有効性を引き出すのに有用な方
法だと思われ，免疫調整作用を狙って皮膚疾患や
自己免疫疾患への応用範囲が広いのではないかと
考えられ，今後の開発が期待される．

奏効機序から考えた光線療法の使い方

1．光線療法の作用機序の考察

　光線療法は用いる光原によって，光線の進達度
や作用機序は多少異なるが，紫外線による免疫抑
制作用やアポトーシス誘導作用が主な作用機序で
ある．

　抗原特異的な免疫抑制反応：Broad band（BB）-
UVB で約2MED 照射後に抗原で感作すると，抗
原特異的な遅延型過敏反応が抑制されることは
1970～1980年代の動物実験の研究からわかって
いた．それらの作用機序にはランゲルハンス細
胞，真皮樹状細胞，制御性 T 細胞の誘導などが関
与するとされている．液性因子としては IL-10,
PGE2 などの関与が示されている．これら液性因
子の産生には紫外線によって生じた DNA 損傷[3]
や角層中のシスウロカニン酸[4]の関与が示されて
いる．BB-UVB 照射による免疫抑制には制御性 T
細胞の関与が示されているが，NB-UVB 照射にお
いては IL-10 の関与を示唆するデータが多い．

　実臨床では乾癬患者においてブドウ球菌のスー
パー抗原で刺激した末梢血単核球から分泌される
サイトカインの NB-UVB 治療前と治療開始2週
間後の変動をみると，IL-6，IL-12 などの炎症性
サイトカインは減少し，IL-10 などの抑制性サイ
トカインが増えることが報告されている[5]．

2．紫外線免疫抑制作用以外の様々な機序

　一方，ヒトの治療で行われる光線療法は MED
より少ない量で有効な例も多く，抗原特異的な免
疫抑制反応以外の要因も多いと考えられる．

　UVA1 ではアポトーシス誘導作用があるとされ
ている[6]．

　マスト細胞の痒み反応の抑制も光線療法の早期

の痒みの抑制に寄与している可能性がある．痒みの制御については，必ずしも線量依存性ではない．

尋常性白斑の光線療法においては，免疫抑制作用による自己免疫機序に由来する病態の制御に加えて，① 毛包バルジ領域にある前駆色素細胞の増殖と遊走の促進，② ET11 や GM-CSF などの表皮角化細胞由来の液性因子が色素細胞の増殖およびメラニン生成，樹状突起の延長を促進することなどが考えられている[7]．

3．光線療法の効果の特性とメリット

① 光線療法は効果の持続時間が長い．制御性 T 細胞の誘導が関与しているからかと推測している．初期治療では 2～3 回/週程度の頻度で照射するが，一旦軽快すれば 2～3 週間に 1 度の維持療法で良い状態を維持することも可能である点が，他の治療ではあまり得られないメリットと感じている．

② 効果がみられる症例と無効例に明確に分かれることが多いので，最初の 2～3 か月で有効例か無効例かの見極めをすることがポイントである．初診時に顔面や手背などの露光部に皮疹がない症例では日常の太陽光の曝露により露光部に治療効果がでているのではないかと推測しており，そのような患者には光線療法を勧めてみている．抑制性のサイトカインの発現量や反応性の個体差は一塩基多型で規定されるとされており，そのような遺伝的な個体差（感受性の差）もあるのではないかと推測している．

③ 疾患ごとの特性をよく知って行うことが推奨される．必ずしも線量依存性に効くわけでもない．アトピー性皮膚炎では線量が多すぎると却って刺激感を誘発する例もある．

④ 体の部位によって皮膚が受ける線量は異なる．ランプの端と真ん中では照射線量が倍違うので，全身照射型では下腿は効果が出にくい．入光角度によって光が皮膚に直角に当たらないため，期待した通りの照射線量は当たらない．皮膚の，角層の厚みも部位によって異なる．また，腋窩や凹凸の多い部位は光が当たりにくい．そういう場合はターゲット型照射機器を用いて追加照射を行うが，四角形の照射野の色素沈着となることがあり，特に白斑などでは整容面での注意が必要である．

年齢について：本邦では光線療法の年齢制限を規定するエビデンスはない．小児期の日光曝露が皮膚がん発症の強力なリスク因子であることを考えると，対象を原則 12 歳（小学生）以上とした本邦の尋常性白斑の治療ガイドラインは妥当と思われる．尋常性白斑に対して光線療法を行って皮膚がんが生じたという報告は乾癬と比べると非常に少なく，一方で白斑には他の疾患と比べて，光線療法以外の有用な全身治療がない．こういう事情も考えると，リスクベネフィットを考えて紫外線治療を実施することも主治医に委ねられている．小児期に炎天下でサッカー・海水浴・キャンプなどの野外スポーツを断続的に実施することと比べると，白斑の治療に用いる紫外線を一定期間当てるほうがはるかに少ない量であることは明らかである．

各　論

尋常性白斑や乾癬では光線療法が治療の中心となることが多かった．そういう疾患では，光線療法の蓄積線量は増加しがちであり，副作用として皮膚がんのことを考慮しながら治療していく必要がある．一方で，菌状息肉症やアトピー性皮膚炎では紫外線治療を，他の治療との補助治療として用いたり，初期の局所維持療法として用いることが多く，そういう症例では，徒に線量を上げるのではなく，ある程度の線量で有効性が頭打ちになってくれば，他の治療法を併用するほうが互いに作用を補完して，好ましい効果を得ることが多い．

1．尋常性白斑

複数のランダム化比較試験が実施されており，非分節型の尋常性白斑では自己免疫的な病態の免疫抑制という機序も考えて，NB-UVB の全身照射が第一選択とされている[8)9)]．しかし，顔面，頸

部，体幹と比べて手背では色素の再生が遅い[10]．尋常性白斑では，照射後ほんのり赤くなるくらいが効きやすいと言われる．乾癬と比べて他に有効な治療が少なく，また，白斑への光線療法で皮膚がんが生じた症例は極めて少ないことも白斑に光線療法がよく使われる理由である．

2．乾 癬

以前は PUVA がよく使われたが，最近は NB-UVB が用いられることが多い．欧米の症例では，乾癬に対して紫外線治療患者で，光線療法が原因と考えられる皮膚がんの発症の報告がある．乾癬に対してメソトレキセートやシクロスポリンが投与されていた症例では，特に皮膚がん発症のリスクに注意が必要である．光ケブネルをきたす症例もあるので，注意が必要である．

多様な乾癬治療薬の出現で乾癬治療は大きく進化したが，光線療法が不要になったというわけではなく，光線療法はそれらの治療を補完するのに用いるのにも適していると考えている．筆者は高齢男性の典型的な局面型乾癬でアプレミラスト＋NB-UVB の組み合わせで良好な効果を得ている症例を多く経験している．

3．掌蹠膿疱症

掌蹠膿疱症は乾癬と近縁の疾患であり，光線療法がよく効くが，特に，bath-PUVA が有用であると感じる．温度を保った薬浴に手を15分浸して直ちに照射する操作も，両手だけであれば外来でも実施可能であり，角層が分厚くても UVA が皮膚の深部まで到達するので有用なのではないかと考えている．

4．菌状息肉症

菌状息肉症は経過が長い疾患であるだけに，stage 1 では，ステロイド外用と光線療法による site directed therapy が推奨されている[11]．理論的には菌状息肉症の腫瘍細胞は表皮のみでなく，真皮にも多く存在するため，真皮深くまで届くUVA を用い，メトキサレンの血中濃度の上昇が期待できる内服 PUVA 療法が適していると考えるが，最近の報告では，NB-UVB，PUVA 療法，いずれも有用で同等とされる．しかし，浸潤の強い皮疹では PUVA の効果が優れているとする報告が多い．

光線療法により，時に病変に一致して紅斑が出現し，痒み，違和感を訴えることがある．そのような場合には，線量を落とすことで対処できることが多い．一方，痒みの制御に少量の NB-UVB が有用な場合もある．

菌状息肉症における光線療法はあくまでも皮疹の局所制御を主眼としているので，効果が頭打ちになった場合には，作用機序の異なる他の全身治療薬を組み合わせるほうが効果的である．低用量ベキサロテン＋NB-UVB により少ない副作用の発生で長期の寛解維が得られたとの報告もあり[12]，内服薬の副作用を軽減しつつ，局所の皮疹を御する最適なレジメンの確立が望まれる．

5．アトピー性皮膚炎

ステロイドならびにプロトピック®外用が治療の基本であり，光線療法は補助的治療となる．線量が多すぎても刺激がでたり，痒みを誘発することも多く，1/2MED 程度でスタートし，5〜6回に1 回 10％ずつ上げるとされているが，痒みや皮疹に早期に効果が得られれば，機械的に線量を上げずにそのまま据え置く場合も多い．個人的には1MED を超える照射は行っていない．多くの患者でNB-UVB が有効だが，稀に NB-UVB ではあまり効かず，BB-UVB が効く患者がいることを経験する．

光線療法実施に際しての注意事項

光線療法の副作用としては，照射直後の急性期の反応と長期照射による晩発性の効果（副作用）を考える必要がある．PUVA での遮光の不徹底による強い光毒性反応や，NB-UVB 照射時に薬剤性の光毒性反応をきたすケースなどが急性期の副作用である．

1．光線療法において光線過敏型薬疹の発症を防ぐには？

①薬剤の服用歴のチェックが必須で，波長がブ

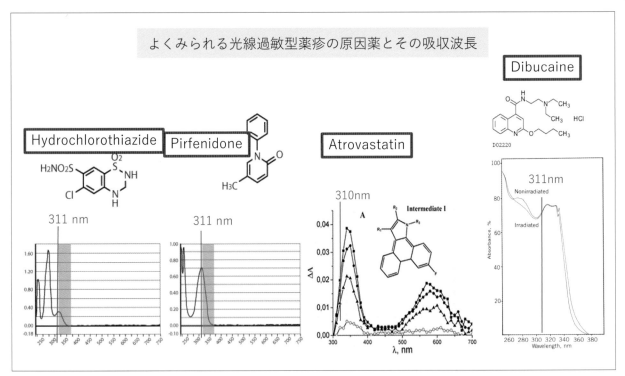

図 2. NB-UVB 領域に吸収波長のある薬剤

NB-UVB 療法の際には 311 nm あたりに吸収波長を有するものは避ける．光感作を成立させないことが重要で，そのためには照射線量を上げすぎない．

ロードな UVA より，NB-UVB のほうが波長域が狭い分リスクは減るが，NB-UVB 領域に吸収波長を有する薬剤（図 2）の場合には，狭い波長域で高線量が当たるため高度の光毒性反応をきたす場合があり，注意が必要である．問診では服薬歴を聴取しきれないことも多いので，全身照射を行う場合には，必ず MED を測定することで，初期線量を決めるだけでなく，予想外のリスクを避けることができる．

② 光線過敏を引き起こす薬剤かどうかが不明な場合には，その薬剤の吸収波長を調べる．

③ 光線過敏を引き起こす内服薬を服薬する必要がある場合には，その薬剤の血中濃度が下がった時間帯に紫外線照射を行うなど内科の主治医と相談する．

2．光線療法における発がんに関する注意事項

皮膚がんの発症は皆無とは言えないが，頻度は極めて低い．特に白斑に光線療法を行った患者での報告は極めて少ない．一方，乾癬で免疫抑制剤の全身投与を行っていた患者では皮膚がん発症の

リスクは光線療法のみと比べると上がる．皮膚がんは光線療法に用いた紫外線量だけが原因となるのではなく，日常生活で曝露している紫外線の影響も合わさった結果として長いプロセスを経て形成されるが，患者が生涯に浴びる太陽光曝露量は不明であるので，線量の積算量だけに注意を払うのではなく，光老化の初期の徴候を見逃さないよう注意が必要である．

断続的に光線療法を行う患者には，日常生活での遮光を心掛けていただく．皮疹がなければ顔面，手背は遮光して光線療法を行うなどにも留意したい．

文　献

1) Fischer T：UV-light treatment of psoriasis. *Acta Dermatovener*（*Stockh*），**56**：473-479, 1976
2) Parrish JA, Jaenicke F：Action spectrum for phototherapy of psoriasis. *J Invest Dermatol*, **76**：359-362, 1981.

3) Nishigori C, Yarosh DB, Ullrich SE, et al : Evidence that DNA damage triggers interleukin 10 cytokine production in UV-irradiated murine keratinocytes. *Proc Natl Acad Sci USA*, **93**(19) : 10354-10359, 1996.

4) Walterscheid W, Nghiem DX, KazimiN, et al : Cis-urocanic acid, a sunlight-induced immunosuppressive factor, activates immune suppression via 5-HT2A receptor. *Proc Natl Acad Sci USA*, 103 : 17420-17425, 2006.

5) Sigmundsdottir H, Johnston A, Gudjonsson JE, et al : Narrowband-UVB irradiation decreases the production of pro-inflammatory cytokines by stimulated T cells. *Arch Dermatol Res*, **297** : 39-42, 2005.

6) Yamauchi R, Morita A, Yasuda Y, et al : Differential susceptibility of malignant versus nonmalignant human T cells toward ultraviolet A-1 radiation-induced apoptosis. *J Invest Dermatol*, **122** : 477-483, 2004.

7) Goldstein NB, Koster M, Jones KL, et al : Repigmentation of human vitiligo skin by nbUVB is controlled by transcription of GL1 and activation of the b-catenin pathway in the hair follicle bulge. *J Invest Dermatol*, **138** : 657-668, 2018.

8) Njoo MD, Bos JD, Westerhof W : Treatment of generalized vitiligo in children with narrowband(TL-01)UVB radiation therapy. *J Am Acad Dermatol*, **42**(2Pt1) : 245-253, 2000.

9) Hamzavi I, Shapiro J : Parametric modeling of narrow band UV-B phototherapy for vitiligo using a novel quantitive tool. *Arch Dermatol*, **140**(6) : 677-683, 2004.

10) 錦織千佳子：白斑治療の最前線：光線療法. *MB Derma*, **239** : 29-36, 2016.

11) Jawed SI, Myskowsk PL, Horwitz S, et al : Frimary cutaneous T-cell lymphoma(mycosis fungoides and Sezary syndrome) : part Ⅱ. Prognosis, management, and future directions. *J Am Acad Dermatol*, **223** : e1-e17, 2014.

12) Fujimura T, Sato Y, Tanita K, et al : Case series of cutaneous T-cell lympbomas treated with bexarotene-based therapy. *J Dermatol*, **47** : 636-640, 2020.

MB Derma, 319：8-15, 2022.

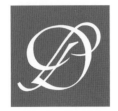

◆特集／実践！皮膚疾患への光線療法―総集編―

実践の前に知っておきたい基礎知識

堀尾　武*

Key words：紫外線療法(ultraviolet light therapy)，紫外線(ultraviolet light)，Grotthus-Draper の法則(Grotthus-Draper's law)，相反則(reciprocity law)，PUVA 療法(PUVA therapy)，免疫抑制(immunosuppression)

Abstract　難治性皮膚疾患に対する紫外線療法は，1970 年代，ソラレンと UVA を併用する光化学(PUVA)療法が登場してから急速な進歩を遂げてきた．その後，UVB 領域の有効波長を選択的に放射するナローバンド UVB やエキシマライトなどの簡便な治療機器が開発されて，一般開業医の間にも広く光線療法が普及してきた．しかし，それに伴って紫外線や光線療法の基礎知識に関する理解が深まったとは言い難い．紫外線の特性や光線療法の奏効機序を知ることは，他の治療法と同様に，治療にあたる医師にとっては必要条件と思われる．紫外線が皮膚に照射されると，反射，散乱，吸収の過程を経て，光のエネルギーが chromophore に吸収されて光化学反応が起こることで治療効果(光生物反応)が発揮される．光の透過性は波長に，治療効果は照射量に依存する．紫外線療法の作用機序や紫外線発癌には免疫抑制作用が関わっている．

はじめに

　本誌(MB Derma.)の企画書には，"特に実践的な診断と治療を編集方針とする"と記されている．本稿はこの趣旨にやや反するかと思われるが，基礎的知識や理論を基盤としない実践は揺るぎやすく発展性に乏しい．また，治療者側の正しい知識は患者へのインフォームド・コンセントに欠かせないと考えるので，紫外線療法の理解に必要な基礎知識について簡単に述べることにした．

　皮膚疾患に対する紫外線療法は，ナローバンド UVB やエキシマライトなど一般皮膚科医にも手軽に実施できる有効で簡便な治療機器が次々と開発されて，難治性皮膚疾患の治療に大きく貢献している．しかし，光線の作用に関する基本的な理解のないままに，あるいは誤解されたままで紫外線療法の実践が急速に普及した感も否めない．そ

こで，紫外線治療の実践にあたって必要と思われる簡単な光物理学，光化学，光生物学，光免疫学について概説してみたい．

皮膚科医に必要な光物理学的知識

　電磁放射線は，波長の短い順にγ線，X 線，紫外線，可視光線，赤外線などからなっている．そのなかで地表に到達する太陽光線は，主に非電離放射線である紫外線，可視光線，赤外線である．この 3 種の光線は，ある特定の波長を境に急激に物理学的特性が変化するわけではないので，領域波長を定義しにくい．色の識別能には個人差があり，例えばある人は 395 nm から紫色を可視できるが，他の人は 405 nm からといった具合である．赤色の境界に関しても同様である．平均的な可視能力に基づいて，紫外線と可視光線の境界は 400 nm，可視光線と赤外線の境界は 800 nm とされることが多い．皮膚科医が関わることの多い自然光の紫外線は，日光のわずか約 3％を占めるのみで，約 60％は赤外線，約 37％は可視光線である．

* Takeshi HORIO, 〒606-8392 京都市左京区聖護院山王町 33　医療法人財団恵会 聖護院皮膚科クリニック，院長／関西医科大学，名誉教授

【Planckの公式：E＝hν＝h/λ】
E：光のエネルギー，h：Planckの定数，ν：振動数，λ：波長

　この公式が示すように，光のエネルギーは波長に反比例する．すなわち，波長の短い光線のほうがエネルギーが高い．しかし，皮膚における紫外線による光生物反応は，エネルギーのみでなく皮膚への透過性によって異なる．

　紫外線治療には照射量が重要であるが，照射量とは単位面積あたりに照射されるエネルギー総量のことで，

【照射量(dose)＝強度(irradiance)×照射時間(秒)】
【joule/cm^2＝watt/cm^2×second】

でもとめることができる．例えば，20 mW/cm^{2}の強度で20秒間照射すれば，20 mW/cm^2×20 second＝400 mJ/cm^{2}の照射量となる．強度を2倍にすれば，照射時間は1/2に短縮される．強度(irradiance)は，照射率あるいは輝度と呼ばれることもある．

皮膚における光の反射，散乱，吸収

　皮膚の表面に照射された光線は，反射，散乱，吸収いずれかの過程をとって減衰，消退する(図1)．
　反射は屈折率の異なる2つの層(皮膚表面では空気と角層)の境界で生じる．通常の皮膚では約5％の光線が反射するといわれているが[1]，反射量は皮膚色によって差違があり，白色皮膚ほど反射しやすい．
　乾癬の紫外線治療で念頭に置くべきは，肥厚した角層(鱗屑)の内部に幾重もの空気の層が存在し，それぞれの層で5％ずつが反射して透過する光線が減弱する，ということである．乾癬皮疹の特徴として，乾燥した鱗屑が雲母状銀白色にみえるのは，このように反射光が多いことによる．光線療法の治療効果を減弱させないためには，鱗屑部に軟膏などの油滑剤を塗って角層を緊密な一

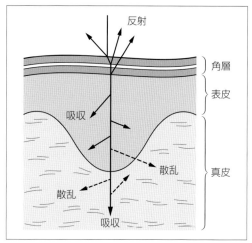

図1. 光の反射，散乱，吸収
皮膚に照射された光は皮膚の様々なレベルで反射，散乱，吸収されつつ透過，減衰する．

枚板にすれば，反射光が減少して透過光が増加する．
　Farrらの報告によると，乾癬の皮疹にグリセリンを塗布する前後でUVAの透過性を測定した結果，塗布後3〜15分で透過率が2倍に増加した．また，吸引により採取した水疱蓋の表皮では，ワセリン塗布により正常表皮の紫外線透過性が2〜3倍に増加した[2]．
　皮表を透過した光線は皮内でも反射し，さらに散乱あるいは吸収されて消滅する．散乱とは直進する光線が進路を変更する現象である．表皮内ではmelanosomeなどの細胞内小器官によって，真皮内では主に膠原線維によって光線が散乱する．短い波長の光線ほど散乱しやすい[3]．このように，いったん皮膚内に侵入しても反射と散乱によって逆戻りする光がある．同じメラニン色素でも，存在する皮膚の深さによって色調が違うのは，散乱を受ける深さによって皮膚外に戻る可視光の波長が異なるためである．
　吸収される光線の波長は，皮膚に存在する吸収分子(chromophore)に依存しており，例えば，UVBの一部は表皮上層にあるtrans型のウロカニン酸に吸収されてcis型のウロカニン酸を産生する．DNAもUVBを吸収してthymine二量体などを形成する．メラニン色素はUVB，UVA，可視光線まで広い波長領域の光線を吸収することで皮膚を防御している(図2)．

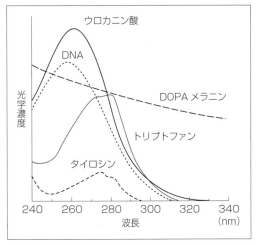

図 2. 表皮 chromophore の紫外線吸収スペクトル
（文献 2 より引用改変）

光線の皮膚透過性

　光線療法の選択や紫外線傷害の作用波長の検討に際して，光線，特に紫外線が皮膚のどの程度の深さまで到達するかを知ることは大切である．古くからいくつかの報告があるが，角層，表皮あるいは皮膚全層を材料にした *ex vivo* の実験が多い[3)4)]．短波長領域の UVC はほとんどが角層で吸収される．*In vitro* では細胞に対して UVC が最も強い DNA 損傷作用を示すが，*in vivo* ではごく微量しか有棘細胞以下に到達しないために生物学的

意義は乏しい．*Ex vivo* の実験によれば，300 nm の UVB は皮膚表面照射量の約 10％が表皮を透過して真皮に到達し，350～365 nm の UVA では約 20％に増加する[5)6)]．可視光線の一部は皮下にも達する．すなわち，紫外線の皮膚透過性は波長に依存し，長波長ほど深部まで到達する（図 3）．

　エキシマライト，エキシマレーザーは，高い照射率で 308 nm 付近の紫外線を照射し得る治療器で，疾患によっては極めて有効性に優れている．販売当初，その高い有効性の機序は，照射率（輝度）が高い故に皮膚の深部まで紫外線が到達するためであるとしばしば説明されることがあった．その論拠として，Lambert-Beer の法則なるものが引用されていた．この法則は，「光の透過性は媒体の厚さと吸収体の濃度に指数的に逆相関する」というものであるが，法則が成立する条件として，散乱を生じない単一の吸収体（chromophore）を単一波長で平行な光が透過する場合に限るとしている[7)]．数多くの chromophore から構成され，著しく散乱を生じる皮膚のような組織では Lambert-Beer の法則は適用できないとも記されている[8)]．この法則が適用可能な媒体は人工的に作製することはできるが，皮膚は勿論のこと，生体に

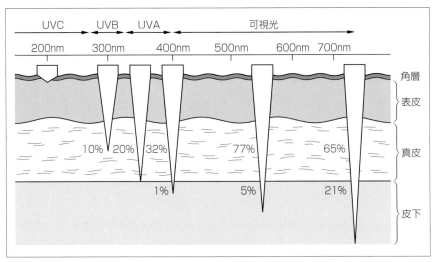

図 3. 光の皮膚透過性
紫外線領域では波長が長いほど深層まで透過する．

表 1. 光生物反応の chromophore と作用波長

光生物反応	Chromophore	作用波長
PUVA 療法	ソラレン	UVA
ナローバンド UVB，エキシマ療法	DNA	UVB
光力学療法（PDT）	ALA	可視光線
新生児黄疸の光線療法	ビリルビン	可視光線
NSAID 光線過敏	ケトプロフェンなど	UVA
ポルフィリン症	ポルフィリン	可視光線
日やけ（sunburn）	DNA	UVB
紫外線発癌	DNA	主に UVB

はそのような組織，構造物は存在しない．

光吸収と光化学

　光線によって生体に生じる変化はすべて光生物反応である．日焼け，紫外線発癌，光線過敏症，光線療法の治療効果も光生物反応である．光生物反応が生じるためには，それに先立って光化学反応が起こらなければならない．光によって化学反応が生じるためには，光のエネルギーが分子に吸収される必要がある（Grotthus-Draper の光化学に関する第一法則）．すなわち，ある波長の光によって皮膚反応が生じるということは，その光を吸収する分子（chromophore）が皮膚に存在するということである．

　分子に吸収されずに透過したり反射する光には化学反応を起こす作用はなく，したがって何ら皮膚反応を起こすことも治療効果を発揮することもない．それぞれの分子には吸収する光の波長が定められている．すなわち，分子にはそれぞれ特有の吸収スペクトルが存在する．例えば，PUVA 療法にUVAを照射する理由は，ソラレンがUVAを吸収してDNAと光結合するからである．一方，ナローバンド UVB やエキシマライトはDNAに吸収されて化学反応の結果，シクロブタン型ピリミジン二量体などを形成する．ポルフィリン体は可視光線領域に吸収波長が存在するため，5-aminolaevulinic acid（ALA）による光力学療法には紫外線は無効で，可視光線を照射しなければならない．ポルフィリン症の皮膚症状が可視光線によって生じるのも同じ理由である．非ステロイド系消炎鎮痛薬による光線過敏症に関しては，ケトプロフェンやスプロフェンなどはUVAを吸収して光線過敏症を生じるが，ロキソプロフェンやフェルビナックは吸収波長が地表の日光には存在しないために光線過敏症は発症しない[9]（表 1）．

光線による反応は照射量に依存する

　光線療法の治療効果のみならず光線による反応の強弱は，照射量＝照射率×照射時間に依存するという法則（相反則：reciprocity law）がある[10]（図4）．この法則に従えば，治療効果は照射率の高低とは関係がない．例えば，100 mW/cm^{2}の照射率で 5 秒間照射しても，10 mW/cm^{2}で 50 秒間照射しても，照射量は 500 mJ/cm^{2}となり効果は同一ということである．したがって，紫外線照射器は高い照射率のほうが治療効果に優れるという考えは正しくないと思われる．

　Meanwell & Diffey は，キセノンランプに対するヒトの紅斑反応を照射量 50 mJ/cm^{2}と一定にして観察した結果，200 mW/cm^{2}の照射率で 2.5 秒間照射した場合と 0.21 mW/cm^{2}で 39 分間照射した場合では，ほぼ同等の反応をみている[11]．例外として，長期間の反復照射が必要な紫外線発癌実験にはこの相反則が適用できない．

太陽崇拝から紫外線療法へ

　光線療法は太陽崇拝の信仰的な日光浴に端を発するといわれており，現在まで行われている疾患治療法のなかで最も古い歴史をもつと思われる．日光（紫外線，可視光線，赤外線）は地球上のあら

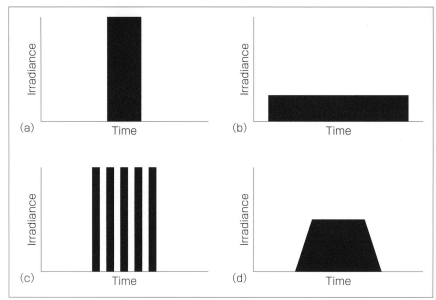

図 4. 光生物反応に関する相反則(reciprocity law)
照射量(黒塗り面積)が同じであれば，強度，照射時間とは無関係に
光生物反応は同一である．

表 2. PUVA 療法が奏効
する疾患

- 乾癬
- 尋常性白斑
- 菌状息肉症
- 局面状類乾癬
- Sézary 症候群
- アトピー性皮膚炎
- 掌蹠膿疱症
- 結節性痒疹
- 扁平苔癬
- 円形脱毛症
- 多形日光疹
- 日光蕁麻疹
- 色素性蕁麻疹
- 強皮症
- GVH 反応

ゆる生物の生存に不可欠である．それを意識することができる人間は，困難な状況に陥ったとき，万能の神(太陽)に向って祈りを捧げて助けを求めた．当然のこととして，病人も快癒を願って日光浴をしたと考えられる．長い年月を経て，日光浴が有効な疾患と無効あるいは増悪する疾患が経験的に取捨選択されて，ようやく20世紀になって科学的な光線治療法へと発展してきた．

ソラレンはある種の植物に含まれる成分で，紀元前より経験的に白斑の治療に用いられていた．

1965 年，Musajo らはソラレンとピリミジン塩基が UVA 照射によって光結合し，DNA 合成を抑制することを明らかにした[12]．この研究に基づいて，角化細胞における DNA 合成が異常な亢進を示す乾癬の治療に PUVA(ソラレン + UVA)療法が用いられるようになった．1974 年，Parrish らによって確立された乾癬に対する内服 PUVA 療法の報告[13]は，近代光線療法の歴史上，エポックメイキングな出来事であった．生物学的製剤が開発される前のPUVA療法は，乾癬患者にとって救世主的な登場であった．間もなく，悪性 T リンパ球が増殖する菌状息肉症にも PUVA 療法の治療効果が確認された．

紫外線治療と光免疫学

乾癬や菌状息肉症に目覚ましい治療効果を示した内服PUVA療法は急速に広まり，種々の疾患に試みられて有効性が報告された(表2)．しかし，奏効する疾患を見渡すと，細胞増殖どころか細胞あるいは組織が消失する疾患(尋常性白斑，円形脱毛症)まで含まれている．そこで我々は，当初考えられていた奏効機序(DNA 合成抑制)に疑問を抱いた．

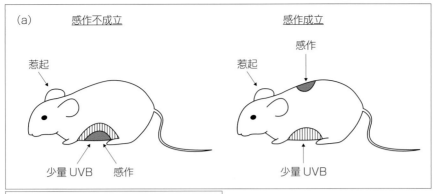

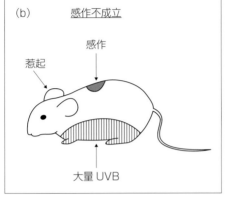

図 5. 局所性免疫抑制と全身性免疫抑制

a：局所性免疫抑制．少量の UVB を小範囲の皮膚に照射し，照射皮膚にハプテン
を塗布して感作する．約 1 週間後に耳介で惹起する．接触アレルギー感作は成立
しない．非照射部位に塗布して感作すれば，感作は成立する．

b：全身性免疫抑制．大量の UVB を広範囲の皮膚に照射した場合は，非照射部位
にハプテンを塗布しても接触アレルギー感作は成立しない．

　PUVA 療法が効く疾患に共通する点として，免疫・アレルギー反応が発症機序に関わっているように思われた．そこで手始めとして，接触アレルギーに対する PUVA の作用をモルモットを用いて検討してみた．PUVA で前処置をした皮膚にハプテン（DNCB）を塗布すると，無処置部位で惹起してもアレルギー感作は成立しない．小範囲，少量 PUVA であれば，無処置部で感作，惹起すれば感作は成立する．広い範囲（背部全面）に PUVA 処置をすると，無処置部（側腹）にハプテンを塗布して感作を試みてもアレルギーは成立しない[14)15)]．前者を局所性免疫抑制，後者を全身性免疫抑制と呼ぶ．これらの免疫抑制は，UVB[16)]でも，またマウスでも人間でも同様に誘導される．少し複雑なので図 5 を参照されたい．

　紫外線による免疫抑制作用の機序としては，ランゲルハンス細胞[17)18)]，T リンパ球[19)]，肥満細胞[20)]，血管内皮細胞[21)]などの免疫担当細胞などに紫外線が抑制的に働くことを示してきた．現在では，regulatory T 細胞による抑制と考えられている．

　紫外線発癌にも免疫抑制が関与することが明らかになっている．実験動物に紫外線を反復して照射すると，ほぼ 100% の動物に皮膚癌が発生することは，古くから知られていた．この皮膚癌を同系のマウスに移植すると容易に拒絶されて生着しない．同系マウス同士であれば，心臓でも皮膚でもすべての臓器が移植可能であるが，紫外線癌は免疫原性（antigenicity）が高く，同系マウスからも拒絶される．では，紫外線照射によって発癌した donor マウス自身では，なぜ発生した皮膚癌が拒絶されることなく増殖し続けるのか．自己に発生する紫外線癌を排除する免疫機構が紫外線照射を受けるうちに傷害される可能性が考えられた．そこで，Kripke らは，あらかじめ少量の UVB を

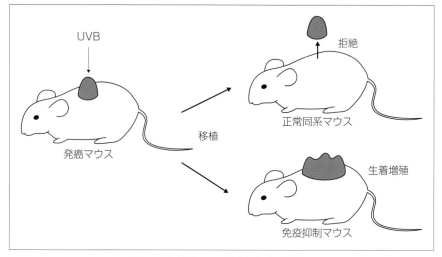

図 6. 紫外線による腫瘍免疫の抑制
UVB 照射によりマウスに発症した癌は，正常同系のマウスに移植しても拒絶される．免疫を抑制したマウスでは生着して増殖する．放射線，免疫抑制剤と同様に，微量の UVB をあらかじめ照射した recipient マウスでも生着する．

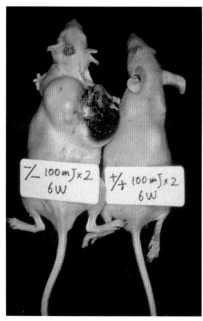

図 7. 紫外線照射による DNA 傷害と腫瘍免疫抑制
UVB の 100 mJ/cm²を 2 回照射後に有棘細胞癌を XPA（−/−）色素性乾皮症 A 群マウス（左）と正常マウス（＋/＋）（右）に皮下注射した．両マウスに皮膚癌が生じたが，正常マウスでは 2 週間後より縮小し，6 週間後には完全に消失した．XPA（−/−）では，拒絶されずに増殖し続けた．

照射した同系マウスに紫外線癌を移植したところ，宿主と同様に拒絶されずに生着することを見出した[22]（図 6）．我々は，色素性乾皮症患者が容易に皮膚癌を発症する機序として，DNA 損傷による遺伝子変異以外に，紫外線による腫瘍免疫の著しい抑制が関与することを証明した[23]（図 7）．

おわりに

　紫外線療法は，尋常性乾癬をはじめ種々の皮膚疾患に有効で用途が広く，皮膚科医にとって重要な治療法である．実践にあたっての手技ばかりではなく，紫外線の特性，奏効機序に関する知識が，適用疾患の拡大や副作用の防止に役立つものと考える．

文　献

1) Anderson RP：Optics of the skin. Clinical Photomedicine（Lim HW, et al eds），Marcel Dekker, New York, pp. 19-35, 1993.
2) Farr PM, Diffey BL, Steele MC：A preliminary study on the in vivo transmission of light through psoriatic plaques. *Photodermatol*, 1：87-90, 1984.
3) Anderson RP, Parrish JA：The optics of human skin. *J Invest Dermatol*, 77：13-19, 1981.

4) Leroy D, Dompmartin A, Deshamps P : Increased penetration of epidermis by high intensity ultraviolet rays following the application of Vaseline oil. *Photodermatol*, **13** : 51-52, 1986.

5) Ippen H : Topical agents for protection against ultraviolet radiation. The Biologic Effects of Ultraviolet Radiation(Urbach F ed), Pergamon Press, Oxford, pp. 681- 687, 1969.

6) Bruls WAG, Slaper H, van der Leun, et al : Transmission of human epidermis and stratum corneum as a function of thickness in the ultraviolet and visible wavelengths. *Photochem Photobiol*, **40** : 485-494, 1984.

7) Anderson RP, Parrish JA : Optical properties of human skin. The Science of Photo-medicine (Regan JD, et al eds), Plenum Press, New York, pp. 147-194, 1982.

8) Anderson RP : Tissue optics and photoimmunology(Parrish JA, et al eds), Plenum Medical Book Co, New York, pp. 61-76, 1983.

9) 堀尾　武, 山﨑文和, 橋本洋子ほか：非ステロイド系消炎鎮痛剤による光アレルギーの臨床と動物実験. 新薬と臨牀, **53**：702-711, 2004.

10) Diffey BL, Kochevar IE : Basic principles of photobiology. Photodermatology(Lim HW, et al eds), Informa Healthcare, New York, pp. 15-27, 2007.

11) Meanwell EF, Diffey BL : Reciprocity of ultraviolet erythema in human skin. *Photo-Dermatol*, **6** : 146-148, 1989.

12) Musajo L, Rodighiero G, Dall' Acqua F : Evidence of a photoreaction of the photosensitizing furocoumarins with DNA and with pyrimidine nucleosides and nucreotidea. *Experientia*, **21** : 24-26, 1965.

13) Parrish JA, Fitzpatrick TB, Tanenbaum L, et al : Photochemotherapy of psoriasis with oral methoxsalen and long wave ultraviolet light. *N Engl J Med*, **291** : 1207-1211, 1974.

14) Horio T, Okamoto H : The mechanisms of inhibitory effects of 8-methoxypsoralen and long wave ultraviolet light on experimental contact sensitization. *J Invest Dermatol*, **78** : 402-406, 1982.

15) Horio T, Okamoto H : Immunologic unresponsiveness induced by topical application of hapten to PUVA-treated skin in guinea pigs. *J Invest Dermatol*, **80** : 90-93, 1983.

16) Miyauchi H, Horio T : Ultraviolet-B-induced local immunosupression of contact hypersensitivity is modulated by ultraviolet irradiation and hapten application. *J Invest Dermatol*, **104** : 364-369, 1995.

17) Okamoto H, Horio T : The effect of 8-methoxypsoralen and long wave ultraviolet light on Langerhans cell. *J Invest Dermatol*, **77** : 345-346, 1981.

18) Mizuno K, Okamoto H, Horio T : Ultraviolet B radiation suppresses endocytosis, subsequent maturation and migration activity of Langerhans cell-like dendritic cells. *J Invest Dermatol*, **122** : 300-306, 2004.

19) Okamoto H, Horio T, Maeda M : Alteration of lymphocyte functions by 8-methoxypsoralen and long-wave ultraviolet radiation. II. The effect in vivo PUVA on IL-2 production. *J Invest Dermatol*, **89** : 24-26, 1987

20) Danno K, Toda K, Horio T : The effect of 8-methoxypsoralen plus long-wave ultraviolet (PUVA)radiation on mast cells ; PUVA suppresses degranulation of mouse skin mast cells induced by compound 48/80 or concanavalin A. *J Invest Dermatol*, **85** : 110-114, 1985.

21) Yamawaki M, Futamura S, Horio T : UVB radiation suppresses TNF-α-induced expression of E-selectin and ICAM-1 on cultured human umbilical vein endotherial cells. *J Dermatol Sci*, **13** : 11-17, 1995.

22) Kripke ML, Fisher MS : Immunologic parameters of ultraviolet carcinogenesis. *J Natl Cancer Inst*, **57** : 211-215, 1976.

23) Miyauchi-Hashimoto H, Tanaka K, Horio T, et al : Ultraviolet radiation-induced impairment of tumor rejection is enhanced in xeroderma pigmentosum A gene-deficient mice. *J Invest Dermatol*, **124** : 1313-1317, 2005.

USHIO
未来は光でおもしろくなる

TheraBeam® UV308 Slim

ターゲット型エキシマライト【大面積タイプ】　指定管理医療機器認証番号：230ABBZX00057000

よりスリムに、より大面積に進化

大面積	エキシマフィルター搭載	スリム＆フレキシブルアーム設計	瞬時立ち上がり連続点灯	MED測定可能

より"大面積"な照射サイズ！
12cm×12cm。144cm²の大面積照射サイズ。手のひらサイズの一括照射が可能です

フレキシブルアーム設計
頭部〜体幹〜下肢、手掌、足底まで、ストレスフリーな照射を提供します

タッチパネルで簡単操作
タッチ式操作パネルは角度調整が可能。高い視認性と操作性を実現します

大幅なスリム化を実現！
幅450mm×奥行500mmの省スペース設計

セラビーム
TheraBeam® UV308 mini

ターゲット型エキシマライト【コンパクト・ハンディータイプ】　指定管理医療機器認証番号：227ABBZX00117000

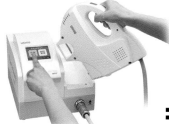

セラビーム® UV308に コンパクト・ハンディータイプをラインナップ

軽量・コンパクトを実現
高さ225mm×幅240mm×奥行275mmの省スペース設計

エキシマフィルター搭載
紅斑の生じやすい短波長をカットした光学フィルター搭載

純国産（国内開発・国内生産）による行き届いたサポート
ウシオ電機はエキシマライトの純国産メーカーです

TheraBeam® UVA1

【UVA1光線療法機器】　指定管理医療機器認証番号：303ABBZX00003000

選択的長波紫外線
365nm LED

真皮深層に届く『セラビーム® UVA1』 LED新光源を搭載

選択的長波紫外線で高い治療効果を期待
有効性の高い365nmを選択的に抽出
J Dermatol Sci. 2020 Nov 6:S0923-1811(20)30353-4.

LED光源採用でメンテナンスフリー※
環境に優しい設計（長寿命・水銀レス）
※耐用年数が経過した後はメンテナンスが必要です

安全性に配慮した光
UVA1フィルターを搭載　名古屋市立大学との共同研究成果
J Dermatol Sci. 2020 Nov 6:S0923-1811(20)30353-4.

『UVA1療法』とは

・欧米では1990年代から一般的に採用されている30年以上実績のある紫外線療法です
・UVA1療法は、UVAのうち340〜400nmという長波長域の光線を用いる方法です
・選択的長波紫外線365nmにより深い病変部への治療効果が期待できます

TheraBeam®
Woody
セラビーム Woody

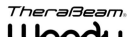

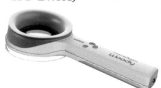
製造販売届出番号：28B2X10008000009

白色光

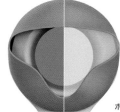

紫外光（UVA）

※写真はイメージです

ボタンひとつで白色光と紫外光（UVA）を切替えて観察が可能
コードレスで、いつでもどこでも手軽に使えるウッド灯

白色光と紫外光（UVA）の2種類のLED光源で拡大観察

ウシオ電機株式会社　バイオメディカル事業部門

〒100-8150 東京都千代田区丸の内1-6-5
Tel. 03-5657-1034　Fax. 03-5657-1037

Eメール：thera@ushio.co.jp
https://www.ushiomedical.com/

MB Derma, **319**：17-21, 2022.

◆特集／実践！皮膚疾患への光線療法─総集編─
実践！UVA1 の基本から最新治療まで

森田明理*

Key words：エキシマライト(excimer light)，ナローバンド UVB(narrow-band UVB)，LED，PUVA，UVA1

Abstract ナローバンド UVB やエキシマライトなどの選択的な波長特性を持つ光線療法が臨床応用され，約 10 年ぶりに新たな光線療法である UVA1 療法が登場した．光源も UVA1-LED であり，新規のものである．使用しやすいのは，異汗性湿疹や掌蹠膿疱症であるが，皮膚 T 細胞性リンパ腫や全身性強皮症の硬化部位などにも適応が広がる．照射方法が明らかではない面があるので，今後，症例が集積され，一般診療レベルでも使用しやすくなることが期待される．生物学的製剤の登場によって，光線療法の使用頻度は減少し，皮膚科領域における医薬品費は急増してきた．比較的安価な光線療法は，皮膚科医にしかできない治療として，なんとか，生き残って欲しい．

はじめに

日本での国産機である 311 nm ナローバンド UVB が登場したのが，20 年前の 2002 年であり，その後，2008 年には 308 nm エキシマライトが登場し，日本における波長特性を生かした光線療法やターゲット型光線療法はスタートした(図 1)．2010 年 1 月から使用可能となった生物学的製剤は，乾癬からはじまり，アトピー性皮膚炎などの難治性疾患に適応を広げて，その有効性と安全性を確実にマネージする方法から，ヨーロッパや日本を含めて，光線療法の使用頻度は徐々に減少してきた．もちろん，生物学的製剤の登場によって，皮膚科領域における医薬品費は急増してきた．そのことがあたえる医療経済へのインパクトがどのようなものになるのかは，想像はできないが，比較的安価な光線療法は，皮膚科医にしかできない治療として，なんとか，生き残って欲しい．

PUVA は，非露光部位であり範囲が狭い場合は

* Akimichi MORITA，〒467-8601 名古屋市瑞穂区瑞穂町川澄 1 名古屋市立大学大学院医学研究科加齢・環境皮膚科学，教授

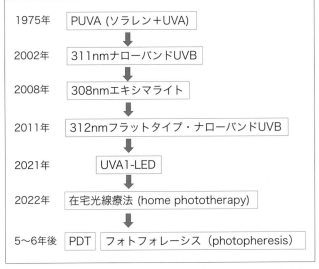

1975年	PUVA (ソラレン＋UVA)
2002年	311nmナローバンドUVB
2008年	308nmエキシマライト
2011年	312nmフラットタイプ・ナローバンドUVB
2021年	UVA1-LED
2022年	在宅光線療法 (home phototherapy)
5～6年後	PDT　フォトフォレーシス (photopheresis)

図 1．日本における皮膚疾患に対する光線療法の歴史と今後

外用 PUVA でも可能であるが，範囲が広くなったり，露光部位が含まれる場合は難しい．しかしながら，施設さえあれば，乾癬や，アトピー性皮膚炎，皮膚 T 細胞性リンパ腫などに PUVA バスは効果が高く，乾癬であれば，PASI 75/90 の達成率であり，当初の生物学的製剤と同様なレベルであ

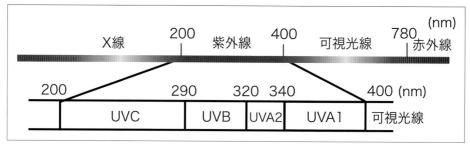

図 2. 紫外線波長

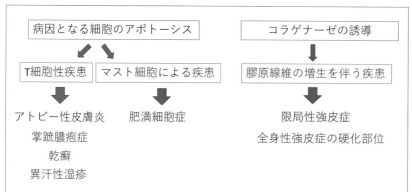

図 3.
UVA1 療法の奏効機序と対応
する疾患

る．問題は，PUVA に使用する 8-methoxyp-soralen（8-MOPS）であり，現在の日本のものは天然物からの抽出であり比較的安価であるが，他の多くの国では合成物に変わり，多量に使用するには価格が高くなり，PUVA バスには使用できなくなるだろう．この問題を解決するためには，少なくとも PUVA（バス）の圧倒的に有利な面をメカニズムから明らかにしなければならない．

　振り返れば，311 nm ナローバンド UVB にはじまり，308 nm エキシマライト療法の開発を進めてきたが，波長特性を生かした光線療法は，波長をコントロールしやすい深紫外光 LED（light emitting diode）の開発とともに，いよいよ UV-LED 照射機器へとつながる（図 1）．UV-LED の光線療法の実用化には課題が多いが，その波長特性のなかでも，UVA1 は最も光源としての開発が進められた．選択的長波長紫外線である UVA1 は，UVA のうち長波長側が 340～400 nm であり，短波長側は UVA2（320～340 nm）といわれ，紅斑反応を惹起し光生物学的には UVB に類似していると考えられている（図 2）．

UVA1 療法（340～400 nm）とその作用機序

　UVA1 が有効であると考えられている疾患は，T 細胞が真皮に浸潤することが病態と考えられるアトピー性皮膚炎，皮膚 T 細胞性リンパ腫などであり，奏効機序の 1 つとして，浸潤 T 細胞がアポトーシスに陥り病変が良くなることを明らかにしてきた[1]（図 3）．また，全身性強皮症の硬化部位に対しても，浮腫の軽減や硬化の改善などの有効性を明らかにするとともに，その奏効機序としてコラゲナーゼの誘導，TGF-β タイプ II レセプターの発現低下を明らかにした[2,3]（図 3）．メチルハロゲンランプの 3 枚のフィルターを用いて，340～400 nm を出力する照射機器は特別であることから，必要電力量が多く，日本ではほとんど導入されず未承認の機器であった．照射方法は，UVA の光線過敏がある人への照射を防ぐため，10～30 J/cm² で開始し，その後，60～90 J/cm² で照射する定量照射が用いられる．比較的容易な方法である．しかしながら，各々疾患に対する詳細なプロトコールはない．

　アトピー性皮膚炎に対する UVA1 では，真皮に

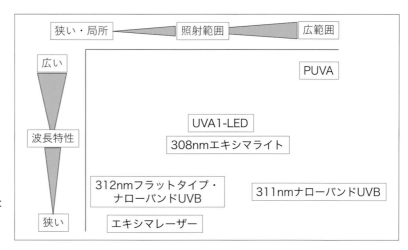

図 4.
各種光線療法の照射範囲と
波長特性

浸潤する CD4 陽性 T 細胞の減少とともに皮疹の軽快がみられた．同時に照射 1 回ごとに CD4 陽性 T 細胞のアポトーシスを解析したところ，照射回数に従ってその数が増加することが明らかとなった[1)4)]．また，末梢正常 T 細胞に比べ悪性 T 細胞のほうが UVA1 によってアポトーシスに陥りやすいことを見出した．悪性 T 細胞は末梢白血球に比べ UVA1 に対して感受性が高いこと，すなわち UVA1 によって選択的に悪性細胞がアポトーシスに陥ることが，治療として有利に働くであろう[5)]．In vitro の実験系では，アトピー性皮膚炎患者の皮膚からダニ抗原(Dp)特異的な T 細胞クローンを樹立し照射を行ったところ，UVA1(30 J/cm^2)の照射では，2 時間後にはアポトーシスがみられ，24 時間後には約 70％の細胞がアポトーシスとなった．このクローンでは細胞表面の FAS が陽性，FASL は陰性で，UVA1 照射によって FAS の発現に変化はないが，FASL の発現はアポトーシスに比例して増加した．この一部は，FAS 抗体(アンタゴニストとして働く)の前処理によって阻害し得た[1)]．すなわち，FAS/FASL 系によって，アポトーシスが誘導された．UVB に比べ UVA1 では，比較的早期から蛋白合成を必要としない早期アポトーシス(immediate apoptosis)を起こし，その後，蛋白合成を必要とする後期アポトーシス(delayed apoptosis)を起こすことが明らかとなっている．この早期アポトーシスを起こすことが，UVA1 において，効果が比較的早くみられることと関与するのではないかと考えられる．

UVA1 は，機器の特殊性から，世界でもナローバンド UVB 療法ほどは普及していないが，アジアを含めて海外で光線療法を専門としている施設の多くには取り入れられている．現在までにアトピー性皮膚炎[6)]，色素性蕁麻疹[7)]，限局性強皮症[8)]，全身性強皮症[2)]，皮膚 T 細胞性リンパ腫[9)]，ケロイド，GVHD(graft-versus-host disease：移植片対宿主病)などに有効性が認められている．UVA1 は，波長が長く，真皮中層から深層まで届き，上記のような疾患に有効であると考えられる(図3)．

LED を使用する意義

光線療法の光源にはランプが使われてきたが，発光ダイオード(LED)には，波長の選択性，長寿命，低消費電力，水銀フリーといった数多くのメリットがあり，難治性皮膚疾患に対する光線療法においても移行が望まれるが，まだまだ汎用するには技術的なハードルが高い．特に，300～350 nm は，取り出し効率が低く，治療域となる高出力の LED 素子を安定的に得ることは難しい．UVA1 に使用される LED は，放射強度も十分であり，照射範囲は 12×12 cm であるが，UVA1-LED を用いた新規治療が 2021 年から可能となった(図1，4)．UVA1-LED は，エキシマレーザーやナローバンド UVB ほどは，波長幅は狭くなく，10～20 nm 程度であるが，将来的にはさらに波長特性を生かして，半値幅の狭い LED 素子が開発されるものと思われる(図4)．

UVA1-LED 療法による異汗性湿疹の治療

　名古屋市立大学大学院医学研究科の施設審査委員会で承認された前向き介入研究として，異汗性掌蹠湿疹症患者に対するUVA1-LED治療の有効性を検討した．治療プロトコールは，UVA1線量30 J/cm^{2}または60 J/cm^{2}を週1回，5週間照射した．10人の患者にUVA1-LEDによる治療を行った．10人の患者のうち，6人はUVA1-LEDの治療を完了した．残る4人は，3人が5週間の治療期間終了前に完全寛解し，1人は発疹が悪化したため，治療を中止した．2人の患者において，1回のUVA1-LED治療で完全に軽快した．9人の患者において，UVA1-LED照射は照射部位の痒みや温熱を増加させなかった．UVA1-LED治療は，疾患の重症度であるDASIスコアを有意に改善した（$P<0.01$）．UVA1-LED治療はまた，小水疱の形成を短くするようであった．UVA1-LED療法による異汗性掌蹠湿疹に治療効果が得られた[10]．ほか，掌蹠膿疱症にも同様の効果があるが，現在症例を集積し，まとめているところである．乾癬に対しては，従来，特殊形（HIV関連の乾癬）にのみ効果があると思われていたが，手指の難治な乾癬皮疹に対しての有効性がみられている．以下は，従来のUVA1の機器を用いた場合の治療結果である．

アトピー性皮膚炎に対するUVA1療法

　アトピー性皮膚炎に対して，毎回130 J/cm^{2}という大量のUVA1の10～15回連日照射が当初行われた．この大量UVA1照射は，通常のランプでは照射し得ない量なので，high-dose UVA1療法と呼ばれている．1992年のKrutmannらがはじめての報告である[6]．この報告では，重症例15人に対しhigh-dose UVA1を，10人に対しUVA/UVBの混合照射を，15回連日行い比較した．ステロイド外用の併用は行わず，保湿剤の外用のみとした．6回照射後から，有意な差でUVA1照射群に臨床的改善がみられた．また血清ECP値では，

UVA/UVB混合照射群では照射前後で差がなかったが，UVA1照射群では有意な低下がみられた．その後のドイツ多施設検討（フライブルグ，エアランゲン，ミュンスター，ベルリン）では，high-dose UVA1とステロイド外用，UVA/UVB混合照射を比較した[11]．UVA/UVBの混合照射療法に比べると，high-dose UVA1療法およびステロイド外用において臨床的改善で差がみられたが，治療最終10日目でみるとhigh-dose UVA1療法が最も優れていた．急性増悪期に単独治療として用いることが可能である．臨床効果は，照射量に依存していると考えられるが，1回あたりの照射量がどの程度必要かを今後検討しなければならない．130 J/cm^{2}というhigh-doseは，実験結果から算定された量である．Low-dose（10 J/cm^2）では効果が少ないが，medium-dose（50 J/cm^2）でも同じように効果が得られているようである[12][13]．

全身性強皮症の硬化部位に対するUVA1

　限局性強皮症の10人の皮膚硬化部位に対し，high-dose UVA1を30回照射したところ，全例で皮膚硬化が改善し，また10人のうち4人で硬化が消失した[8]．また，low-doseである20 J/cm^2/回にしても，30回照射で80％以上の皮疹が消失した症例が20人中18人でみられた[14]．両報告とも，UVA1が皮膚硬化病変に有効なことを示した．また，照射部位の皮膚においてコラゲナーゼ発現上昇がみられ，奏効機序と考えられている．

　名古屋市立大学大学院医学研究科の施設審査委員会で承認された前向き介入研究として，全身性強皮症の硬化部位（手および前腕）に照射を行った．60 J/cm^2/回を照射し，9～29回の照射で浮腫の軽減と軟化がみられるとともに，関節可動域，皮膚温，皮膚弾力性，伸展能の明らかな改善がみられたことを報告した[2]．その他，全身性エリテマトーデス（SLE）の10人に，UVA1（6 J/cm^2）照射を毎日（15日～8か月）行ったところ，全例において，全身倦怠感，関節痛，光線過敏，皮疹などの臨床的症状の病勢が改善した．さらに，ほとん

どの症例で抗核抗体の減少もしくは消失がみられた[15]．その後の two-phase study でも明らかな有効性が確認された．また，副作用はこの治療中みられなかったとされる．もちろんのこと，膠原病の1つであるSLEの皮膚病変に対して光線療法を行うことは一般的ではない．

おわりに

いよいよ日本でも，UVA1療法による難治性皮膚疾患の治療を，日常診療レベルで行うことが可能となった．今後，症例を集積してUVA1-LED療法の有用性・安全性を明らかにしたい．光線療法を取りまく環境は先述のとおり厳しいが，皮膚科医にしかできない忘れてはならない重要な治療方法である．

COI：著者は，UVA1-LED の開発者であり，ウシオ電機株式会社との共同開発を行った．

文 献

1) Morita A, Werfel T, Stege H, et al：Evidence that singlet oxygen-induced human T-helper cell apoptosis in the basic mechanism of ultraviolet-A radiation phototherapy. *J Exp Med*, **186**：1763-1768, 1997.

2) Morita A, Kobayashi K, Isomura I, et al：UltravioletA-1(340-400 nm)phototherapy for scleroderma in systemic sclerosis. *J Am Acad Dermatol*, **43**：670-674, 2000.

3) Yin L, Morita A, Tsuji T：The crucial role of TGF-beta in the age-related alterations induced by ultraviolet A irradation. *J Invest Dermatol*, **120**：703-705, 2003.

4) Krutmann J, Morita A：Mechanisms of ultraviolet(UV)B and UVA phototherapy. *J Invest Dermatol Symp Proc*, **4**：70-72, 1999.

5) Yamauchi R, Morita A, Yasuda Y, et al：Different Susceptibility of Malignant versus Nonmalignant Human T-cells Towards Ultraviolet A-1 Radiation-Induced Apoptosis. *J Invest Dermatol*, **122**：477-483, 2004.

6) Krutmann J, Czech W, Diepgen T, et al：High-dose UVA1 therapy in the treatment of patients with atopic dermatitis. *J Am Acad Dermatol*, **26**：225-230, 1992.

7) Stege H, Schopf E, Ruzicka T, et al：High-dose UVA1 for urticaria pigmentosa. *Lancet*, **347**：64, 1996.

8) Stege H, Berneburg M, Humke S, et al：High-dose UVA1 radiation therapy for localized scleroderma. *J Am Acad Dermatol*, **36**：938-944, 1997.

9) Plettenberg H, Stege H, Megahed M, et al：Ultraviolet A-1(340-400 nm)phototherapy for cutaneous T cell lymphoma. *J Am Acad Dermatol*, **41**：47-50, 1999.

10) Ikumi K, Kio T, Torii K, Masuda H, Morita A：Successful treatment of UVA1-LED for dyshidrotic palmoplantar eczema. *J Dermatol*, **47**：922-923, 2020.

11) Krutmann J, Diepgen TL, Luger TA, et al：High-dose UVA1 therapy for atopic dermatitis：Results of a multicenter trial. *J Am Acad Dermatol*, **38**：589-593, 1998.

12) Kowalzick L, Kleinheinz A, Weichenthal M, et al：Low dose versus medium dose UV-A1 treatment in severe atopic eczema. *Acta Derm Venereol*, **75**：43-45, 1995.

13) Abeck D, Schmidt T, Fesq H, et al：Long-term efficacy of medium-dose UVA1 phototherapy in atopic dermatitis. *J Am Acad Dermatol*, **42**：254-257, 2000.

14) Kerscher, M Volkenandt, C Gruss, et al：Low-dose UVA phototherapy for treatment of localized scleroderma. *J Am Acad Dermatol*, **38**：21-26, 1998.

15) McGrath H Jr：Ultraviolet-A1 irradiation decreases clinical disease activity and autoantibodies in patients with systemic lupus erythematosus. *Clin Exp Rheumatol*, **12**：129-135, 1994.

MB Derma, 319：22-28, 2022.

◆特集／実践！皮膚疾患への光線療法─総集編─

実践！T細胞性リンパ腫に対する光線療法は？

小野竜輔*

Key words：皮膚T細胞性リンパ腫（cutaneous T cell lymphoma；CTCL），菌状息肉症（mycosis fungoides；MF），セザリー症候群（Sézary syndrome；SS），光線療法（phototherapy）

Abstract 光線療法の対象となる皮膚T細胞性リンパ腫（CTCL）の代表的な疾患は，菌状息肉症/セザリー症候群（以下，MF/SS）である．MF/SSは悪性リンパ腫ではあるが，皮膚の浅い部分に病変が限局している早期病変のみが存在する期間が長期に渡るため，光線療法を主としたskin directed therapyが主な治療方法となる．MF/SSは完全寛解が難しい疾患ではあるが，光線療法は早期MF/SSの病変をクリアランスに導き，再発までの期間を延ばして進行期への進展を抑止し，予後を一般人と同等にすることが可能である．経過が長いため前向き研究が困難な疾患ではあるが，近年，MF/SSに対する光線療法についてのエビデンスが蓄積され，寛解導入から維持療法に関する紫外線照射方法についてのガイドラインも情報が得られてきている．本稿ではMF/SSに対する光線療法の最近のエビデンスを紹介しながら，光線療法を実践するうえでのポイントを解説する．

はじめに

　光線療法の対象となる主な皮膚T細胞性リンパ腫（cutaneous T cell lymphoma；CTCL）は，初期の病変部が皮膚の表層に限局する菌状息肉症（mycosis fungoides；MF）とセザリー症候群（Sézary syndrome；SS）である．MFは最も頻度の高いCTCLであり，一般的な経過としては，初期は皮膚に病変が限局し，紅斑期，扁平浸潤期，腫瘤期へと数年から十数年かけて緩徐に進行する．さらに進行すると，リンパ節，血液，内臓への浸潤をきたす．SSは稀なタイプのCTCLであり，強い瘙痒感を伴う紅皮症，リンパ節腫脹，末梢血異型リンパ球の出現を認める．皮膚や末梢血中にセザリー細胞と呼ばれる脳回様の核をもつ異型なT細胞が認められるのが特徴である．

　MF/SSは根治が期待できないが，適切に治療

することにより，長期のコントロールが可能な疾患である．したがって，治療のゴールは完全寛解を目指すのではなく，早期病変の段階で皮疹の消褪を達成し，その状態を維持することである．初期では病変は皮膚に限局するために，治療は患者の負担が少なく持続可能な体表から皮膚のみに対して行うskin-directed therapyが主体となる．主なskin-directed therapyについて表1に示す．海外では各種外用薬が利用可能であるが，本邦で主に行われているのはステロイド外用と光線療法が中心となる．特に寛解導入から維持まで使用可能な光線療法では初期のCTCLの治療の中心的役割を果たすため，適切に使用することは重要である．

治療適応

　光線療法は適応となる皮膚病変が存在すれば，CTCLのいずれの病期においても適応となるが，光線療法などskin-directed therapy単独またはその組み合わせで寛解が目指せるのは皮膚病変が

* Ryusuke ONO，〒650-0017 神戸市中央区楠町7-5-1 神戸大学大学院医学研究科内科系講座皮膚科学分野，講師

表 1. Skin-directed therapy（NCCN ガイドライン 2018 より引用，一部日本語訳）

Skin-directed therapy	皮膚病変の範囲	治療方法
	限局性	ステロイド外用* レチノイド外用* 外用化学療法（HN$_2$，カルムスチン） 放射線治療（腫瘤に対して） その他（レーザー，光線力学療法，イミキモド）
	全身性	ステロイド外用* 外用化学療法（HN$_2$，カルムスチン） 光線療法（NB-UVB，PUVA）* 電子線照射（total skin electron beam therapy；TSEBT）**

*本邦で適応あり　**治療できる施設が限られる

patch または plaque である T1 または T2 で，病期ではリンパ節病変のない I A から II A である．リンパ節病変がある場合はインターフェロンなどの併用療法を考慮する．皮疹が腫瘤形成する II B 以上，また，I A から I B でも毛包好性，大細胞転化など予後不良の特徴を伴う場合は光線以外にも全身療法または放射線治療の併用を考慮する．また，セザリー症候群は PUVA や NB-UVB 単独では完全寛解には至らないため，治療初期から併用療法を考慮する[1]．

光線療法は broad-band UVB 療法（290～320 nm），narrow-band（NB）UVB（311±2 nm），UVA（320～400 nm）とソラレン内服または外用による PUVA 療法，UVA1（340～400 nm），308 nm エキシマライトによる治療が可能であるが，今日本邦で一般的に行われるのは NB-UVB 療法と内服 PUVA 療法である．UVA1 は一部の施設で治療が可能である．エキシマライトはターゲット型治療器が一般的で，難治部位などの追加治療に用いることが多い．

治療機器の選択

CTCL に対する紫外線療法で光線治療の種類を選択するにあたり，考慮するのは病変深達度である．紫外線は長波長ほど皮膚への深達度は深くなり，短波長ほどエネルギーは高い．したがって，PUVA のほうが照射時間は長くなるが，皮膚への深達度は深くなり，NB-UVB や 308 nm エキシマライトなどは短時間で照射は終了するが，深達度は浅くなる．光線療法の治療反応性は皮疹の厚さ

との関連が示唆されており，PUVA，NB-UVB いずれにおいても，patch よりも plaque のほうが消褪までに時間がかかる傾向にある．Patch 病変が中心ならば NB-UVB，PUVA のいずれでも効果が期待できるが，比較的深い部分に位置する毛包病変が存在する場合や，厚い plaque 病変が多い場合は，PUVA を選択するのが妥当と考えられている．しかしながら，肝機能障害などでソラレンが内服しにくい場合や，ソラレンの内服時間や帰宅時の遮光の遵守が難しい例では，NB-UVB の選択を考慮する．

照射プロトコール

紫外線の照射プロトコールについて決まったものはないが，紫外線の照射レジメンについては欧米のスタンダードレジメン[2]や本邦の乾癬の光線療法ガイドライン[3]を参考とする．NB-UVB については，MED を測定しその 70％量から漸増していく欧米のスタンダードレジメンや，MED を測定せず，300～500 J/m^2 にて開始し，その後必要に応じて 50～100 mJ/cm^2 ずつ増量するという方法がある．最大で 2 MED の 1,500 mJ/cm^2 程度が 1 回に照射可能であるが，通常それほど高線量は必要としない．また，PUVA についても，乾癬の光線治療ガイドラインに準じて，最少光毒量（MPD）を測定し，1/2 MPD から照射し，10～20％ずつ漸増して，効果を認め始めた場合はそれを維持線量として継続する．最大 10 J/cm^2 まで漸増するという方法もあるが，多くの例で 1 回 1～2 J/cm^2 で治療効果が得られる．

照射頻度についても定まったものはないが，米国のガイドラインでは光線療法については週3回の照射が標準とされている．NB-UVBについては毎日の照射も可能であるが，PUVAについては48時間以上の治療間隔をあけるのがよいとされている．高齢者では週3回の通院が難しいこともしばしばあり，寛解が得られるまで入院で行うことも考慮する．入院の場合はbath-PUVAも可能となり，治療の選択肢は広がる．入院も難しい場合は2回から開始して反応をみる．最近の報告ではCTCLについて，2回/週の照射でも3回照射と比較して奏効率に差がなかったとの海外の報告もある[4]．

寛解導入

光線療法のプロトコルは施設により異なるので一律な評価は難しいが，NB-UVBの有効性については，海外からのいくつかの報告によれば，MFのstage ⅠA，ⅠB，ⅡAの患者での完全寛解率（CR率）は54～83%と報告されている[5]～[7]．また，patchのみの病変ではCR率は100%であったが，plaque病変を混じる場合はCR率は60%（組織学的CR率20%）と有意な差が認められた報告もある[8]．一方で，PUVAについては同様に週3回の照射レジメンで，皮疹が消褪またはプラトーに達するまでのCR率は，ⅠA期で85%，ⅠB期で65%，ⅡA期で85%と報告されており，厚いplaqueに対してはやや効果が落ちるが，NB-UVBよりはplaqueに対しても同等に効果を発揮しやすいとされている[2]．NB-UVB療法とPUVA療法の効果を比較した3件の非ランダム化比較試験があるが，病期ⅠA/ⅠBのMFに対するCR率はNB-UVB療法で60～81%，PUVA療法で62～71%であり，無再発期間も同程度と報告されている[9]～[11]．

維持療法

PUVAについては維持療法の効果はないことが報告されており，本邦のガイドラインにおいても推奨されてない．一方で，NB-UVBについては

賛否両論である．2011年のEORTC米国皮膚リンパ腫コンソーシアム（USCLC）は寛解が得られた後に，「consolidation（地固め）」療法として1～3か月の間，線量と頻度を一定にして治療することを推奨している[2]．この「地固め」時期を設けることにより，異常T細胞クローンが消失するなど組織学的な効果が最大限に高まり，再発の抑制に寄与する可能性があるとしている．皮疹消褪後に照射を完全に休止した場合，維持療法を行った場合と比べて再発期間は短くなる傾向になることが報告されている．筆者は週3回の照射で寛解が得られた後，1か月ほど地固めを行い，その後維持療法として頻度を漸減していく．まずは週2回に減量して1～2か月ほどは経過を観察し，その後は週1回から2週に1回程度でさらに1～2か月経過をみることとしている．漸減中止できるかについては，一度中止して経過観察し，再発があるようならば，2度目の寛解を得たのちは基本的には間隔をあけながらも2週間に1度程度の維持療法は継続するようにしている．

悪化・再発時

無治療で経過観察していた場合は，再発時は寛解が得られた紫外線量，照射頻度に戻し，治療を再開する．PUVAで反応性が悪い場合はNB-UVBが奏効する例もあるが，治療抵抗性の場合は毛包好性病変や大細胞転化などが生じていないか病理学的な確認を行う．紫外線療法単独で病変の拡大が抑制できない場合は，インターフェロン-γ，レチノイド，ヒストン脱アセチル化酵素阻害薬などの併用か電子線照射への切り替えを検討する．

照射時の注意

PUVAについては照射の2時間前にソラレンを内服する．顔面に照射するかどうかについては，皮疹の有無により決める．顔面は元々露光部であることから紫外線の曝露量が他部位と比較して多く，皮疹がないならば照射は避ける．当科では黒

色の遮光布をディスポーザブルの不織布の上から被って遮光を行っている. 眼瞼にも病変がある場合は, 閉眼の状態で照射する. PUVAやNB-UVBは角膜や水晶体へも損傷を与え得るが, 眼瞼を閉じていれば重篤な眼障害を生じることはない. 眼を閉じることでふらつきなどが懸念される場合は紫外線防護用のサングラスを使用する. NB-UVBについては照射後のケアは特に必要はないが, PUVAは通院中に光線過敏を生じる可能性があるため, 帰宅のために屋外を長時間移動する状況であるならば, 紫外線防護眼鏡, 長袖の衣服, 場合により露光部にサンスクリーンを終了後に塗布して帰宅していただく.

治療評価

基本的には皮疹が消褪しているかどうかは目視にて判断する. 紫外線治療により100〜90%以上の皮疹の消褪を目指す. 時に, より病理学的な判断が必要となる. Plaqueが消褪し, patchや縮緬の皺を伴う萎縮・色素沈着となってきた場合には有効と判断する. mSWATを用いて数値での病勢の評価を行うとなおよい. Patchやplaqueが消褪すると色素沈着を伴う縮緬様の局面となることが多い.

併用療法

線量を上げていってもpatchやplaqueの消褪が思わしくないときは, 局所に対しては電子線治療への変更を検討し, 全身療法はインターフェロンまたはレチノイド併用療法を考慮する. それぞれの早期MFに対する奏効率はベキサロテンで54〜62.5%[12)13)], インターフェロン-γで58〜63%であり[14)15)], ともに効果が期待できる. インターフェロン-γで同等以上の結果であった. 本邦のガイドライン[1)]ではレチノイドよりもまずはインターフェロン-γの併用が推奨されているが, 点滴治療となるので, 患者のライフスタイルに合わせて治療法を選択する.

レチノイドは乾癬では表皮を菲薄化させ, 紫外線の透過率を高めることで紫外線治療の効果を高める効果がある. 本邦でCTCLに対して使用可能なレチノイドはエトレチナート, ベキサロテンがあり, いずれもPUVA療法との併用について安全性には問題なく, PUVA治療の回数と寛解導入までのUVA総量のいずれも減少させたとの報告がある[16)17)]. ベキサロテンについては, 甲状腺機能低下, 脂質異常症が必発であるために, 予防的に甲状腺ホルモン剤と高脂血症薬の投与が必要となる. 高脂血症薬のなかには光線過敏を生じるものが多く, 注意する. また, レチノイドは肝機能障害も生じやすいため, モニタリングが必要である. NB-UVBとの併用については光線治療単独よりも有効性が上がる報告もされているが, NB-UVBでベキサロテンの光線過敏症を発症する懸念もされており, 併用は慎重に検討する.

光線治療での注意点

① **死角**: 光線は直線的に放射されるものであるため, 体の部位によって死角となり, 照射されにくい部分がある. 全身型のものは円筒形になっているために比較的死角は少ないが, 半面型や部分照射器では体の側面, 大腿内側, 腋窩, 被髪頭部などは照射されにくく, その部位では病変が残存しやすい. 照射時の体位を工夫しても改善がない場合は, 部分照射器を用いてその部分に追加照射を行ったり, エキシマランプなどでの追加治療を考慮する.

② **サンバーン・光線過敏症状**: 照射時に偶発的に光源との距離が近くなったりすることで部分的にサンバーンを生じることがある. 通常はステロイド外用にて1週間程度で改善するが, 照射の度に生じてくるようならば, 再度MEDを計測しなおし, 適切な照射量に調整しなおす. 明らかに以前より低線量で照射された部位に広範囲に紅斑が生じる場合は, 薬剤性光線過敏症の鑑別が必要である. 光線過敏については薬剤性光線過敏によって生じているものがほとんどである. 薬剤性光線過敏症は光線過敏症のうちで最も頻度の高い疾患

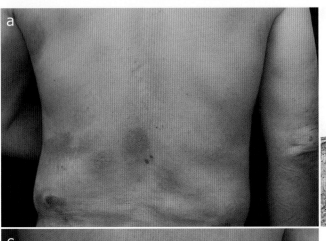
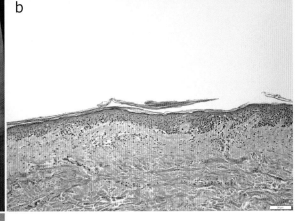
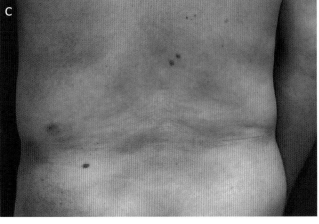

図 1.
症例 1：60 歳代，男性
　a：皮疹の病変部は patch のみであった.
　b：病理組織像. 表皮は萎縮しており，真皮浅層までの異型リンパ球の浸潤を認めた.
　c：治療後

であり，光線療法中にも発症しやすい. 光線過敏型薬疹を生じやすい薬剤というのは薬疹情報などの報告から確認できるが，実際に処方されている薬剤の 7 割近くが光増感作用をもつという報告もあることから[18]，ほぼすべての薬剤が光線過敏症を生じ得ると念頭に置き治療に臨むことが重要である. 多くの薬剤は UVA 領域に吸収波長があり，PUVA 療法中に生じやすい傾向がある. 光線過敏症の詳細については，成書や拙論も参考にされたい[19].

　③ **発癌性**：光線療法の最も深刻な副作用の 1 つに皮膚癌がある. PUVA 療法については 1,000 J/cm^2 または 400 回以上施行した例において，望遠病，日光角化症，基底細胞癌が発症したとの報告がある[20]. 一方で，NB-UVB については，臨床において明らかに発癌性を示す論文はないが，マウスに NB-UVB と BB-UVB をそれぞれ 1MED 量照射した場合，NB-UVB のほうが発癌性が高いことが示されているが[21]，PUVA に比較すると実臨床で NB-UVB による発癌を経験することは稀である. 光線治療による発癌は懸念されるものの，CTCL は致命的となり得る悪性腫瘍であるため，長期寛解を維持し，進行期に移行させないことが極めて重要であると考える. したがって，照射回数や線量のみの判断で治療を中断することは避けるべきであろう.

治療例

　当施設での治療例を示す.
　症例 1：60 歳代，男性（図 1）
　病変部は大半が plaque であり，NB-UVB での治療を開始した. 病理組織では病変は浅い部分に限局しており，500 mJ/cm^2 で週 2 回照射し，9 週間で完全寛解が得られた. その後，週 1 回に減量して 8 週間，2 週間に 1 回に減量して半年ほどの照射を継続している.
　症例 2：70 歳代，女性（図 2）
　大部分は patch 病変であるが，一部に plaque を

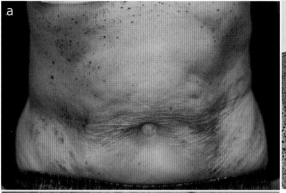

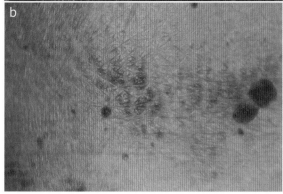

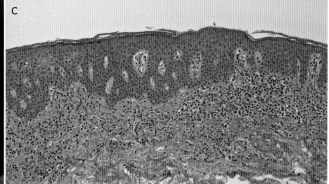

図 2.
症例 2：70 歳代，女性
a，b：病変は patch 以外に丘疹状の plaque を認めた.
c：病理組織像. 真皮には浅層から中層までの異型リンパ球の浸潤を認めた.

混じていた. 組織学的には真皮中層まで異型細胞を認めたため，PUVA 療法を 0.5 J/cm^2 より開始し，週 3 回，1 J/cm^2 にて治療を開始した. 現在はエトレチナート内服を併用して治療中である.

最後に

乾癬治療の領域においては，バイオ製剤などの登場により，光線療法を使用する機会は減少しているが，CTCL においては早期病変の寛解導入，再発抑制，長期寛解を維持する持続可能な治療手段として重要である. 比較的安全な治療法ではあるが，長期の治療が継続できるように光線過敏などの副作用に注意して治療していくことが必要である. 本稿が診療の一助になれば幸いである.

文 献

1）大塚幹夫，伊豆津宏二，大熊加惠ほか：皮膚悪性腫瘍ガイドライン第 3 版 皮膚リンパ腫診療ガイドライン 2020. 日皮会誌, **130**：1347-1423, 2020.
2）Olsen EA, Hodak E, Anderson T, et al：Guidelines for phototherapy of mycosis fungoides and Sézary syndrome：A consensus statement of the United States Cutaneous Lymphoma Consortium. *J Am Acad Dermatol*, **74**：27-58, 2016.
3）森田明理，江藤隆史，鳥居秀嗣ほか：乾癬の光線療法ガイドライン. 日皮会誌, **126**：1239-1262, 2016.
4）De Luca DA, Zambrano EA, Galimberti RL, et al：The Effectiveness of a Twice-weekly Narrowband Ultraviolet B Phototherapy Schedule in Early-stage Mycosis Fungoides in a Cohort of 18 Argentinian Patients. *Actas Dermosifiliogr*, **109**：922-924, 2018.
5）Hofer A, Cerroni L, Kerl H, et al：Narrowband (311-nm)UV-B therapy for small plaque parapsoriasis and early-stage mycosis fungoides. *Arch Dermatol*, **135**：1377-1380, 1999.
6）Clark C, Dawe RS, Evans AT, et al：Narrowband TL-01 phototherapy for patch-stage mycosis fungoides. *Arch Dermatol*, **136**：748-752, 2000.
7）Gathers RC, Scherschun L, Malick F, et al：Narrowband UVB phototherapy for early-stage mycosis fungoides. *J Am Acad Dermatol*, **47**：191-197, 2002.
8）Gökdemir G, Barutcuoglu B, Sakiz D, et al：Narrow-band UVB phototherapy for early-stage mycosis fungoi-des：evaluation of clinical and

histopathological changes. *J Eur Acad Dermatol Venereol*, **20**：804-809, 2006.

9) Diederen PV, van Weelden H, Sanders CJ, et al：Narrowband UVB and psoralen-UVA in the treatment of early-stage mycosis fungoides：a retrospective study. *J Am Acad Dermatol*, **48**：215-219, 2003.

10) Ahmad K, Rogers S, McNicholas PD, et al：Narrow-band UVB and PUVA in the treatment of mycosis fun-goides：a retrospective study. *Acta Derm Venereol*, **87**：413-417, 2007.

11) Ponte P, Serrão V, Apetato M：Efficacy of narrowband UVB vs. PUVA in patients with early-stage mycosis fungoides. *J Eur Acad Dermatol Venereol*, **24**：716-721, 2010.

12) Duvic M, Martin AG, Kim Y, et al：Phase 2 and 3 clinical trial of oral bexarotene(Targretin capsules)for the treatment of refractory or persistent early-stage cutane-ous T-cell lymphoma. *Arch Dermatol*, **137**：581-593, 2001.

13) Hamada T, Sugaya M, Tokura Y, et al：Phase Ⅰ/Ⅱ study of the oral retinoid X receptor agonist bexarotene in Japanese patients with cutaneous T-cell ymphomas. *J Dermatol*, **44**：135-142, 2017.

14) 石原和之，池田重雄，森　俊二：皮膚悪性腫瘍における SUN4800 後期臨床第Ⅱ相試験. 西日皮, **51**：766-775, 1989.

15) 石原和之：菌状息肉症に対する OH-6000 後期臨床第Ⅱ相試験. *Skin Cancer*, **8**：352-367, 1993.

16) Thomsen K, Hammar H, Molin L, et al：Retinoids plus PUVA(RePUVA)and PUVA in mycosis fungoides, plaque stage. A report from the Scandinavian Mycosis Fungoides Group. *Acta Derm Venereol*, **69**：536-538, 1989.

17) Singh F, Lebwohl MG：Cutaneous T-cell lymphoma treatment using bexarotene and PUVA：a case series. *J Am Acad Dermatol*, **51**：570-573, 2004.

18) Hoffmann GA, Gradl G, Shulz M, et al：The frequency of photosensitizing drug dispensings in Austria and Germany：a correlation with their photosensitizing potential based on published literature. *J Eur Acad Dermatol Venereol*, **34**：589-600, 2020.

19) 小野竜輔：【光による皮膚トラブル：光線過敏症から光老化まで】光接触皮膚炎と薬剤性光線過敏症：最近の動向. *MB Derma*, **315**：64-70, 2021.

20) Stern RS, Lunder EJ：Risk of squamous cell carcinoma and methoxsalen(psoralen)and UV-A radiation(PUVA). A meta-analysis. *Arch Dermatol*, **134**：1582-1585, 1998.

21) Kunisada M, Kumimoto H, Ishizaki K, et al：Narrow-band UVB induces more carcinogenic skin tumors than broad-band UVB through the formation of cyclobutane pyrimidine dimer. *J Invest Dermatol*, **127**：2865-2871, 2007.

MB Derma, 319：29-36, 2022.

◆特集／実践！皮膚疾患への光線療法─総集編─

実践！白斑に対する光線療法は？

神保晴紀*

Key words：尋常性白斑(vitiligo)，Fas-FasL，紫外線療法(phototherapies)，ナローバンド UVB (narrowband ultraviolet B)，エキシマランプ(excimer lamp)，エキシマレーザー(excimer laser)

Abstract 尋常性白斑は，表皮のメラノサイトが選択的に消失する結果生じる後天性の脱色素性疾患であり，メラノサイトが消失する機序として，細胞傷害性 T リンパ球(CTL)が関与している．CTL 媒介性白斑マウスモデルにおいては Fas-FasL 経路が関与している可能性が示唆された．白斑に対する紫外線療法の奏効機序としては，TGF-β を抑制することで毛隆起に局在するメラノサイト幹細胞が分化・遊走する可能性が考えられている．紫外線療法は本邦やヨーロッパのガイドラインにおいて重要な位置を占める治療方法であり，病型を問わず適応となり得る．また，タクロリムスなどのカルシニューリン阻害薬の外用やビタミン D_3 外用との併用で，より効果があることが示されてきている．本稿では，実際に紫外線療法が奏効した症例や SBT との併用例を提示しながら解説していく．

はじめに

尋常性白斑は日常の診療で比較的診察する機会が多いが，整容面で患者の QOL を著しく低下させ，治療に抵抗性で難渋する例をしばしば経験する．本稿では白斑を生じる機序，治療の中心となり得る紫外線療法の奏効する機序・適応・照射方法について解説し，実際に奏効した症例を提示する．また，紫外線との併用療法についても最近の知見を中心に述べる．

尋常性白斑の機序

尋常性白斑は，表皮のメラノサイトが選択的に消失する結果生じる後天性の脱色素性疾患である．皮膚生検組織では，メラノサイトを染色する Melan-A 染色を行うと，図1のように病変周囲には陽性細胞が散見されるが，脱色素斑部では，陽性細胞が減少している所見が得られ，実際にメラ

ノサイトが消失していることが確認できる．

メラノサイトが消失する機序として，細胞傷害性 T リンパ球(cytotoxic T lymphocyte；CTL)が関与している可能性が古くから示唆されている．このことは，白斑患者の血中[1]や病変部周囲の皮膚[2]~[4]にメラノサイトを特異的に認識するCTLが検出された報告が複数あり，裏づけられている．

CTL における細胞傷害経路として，下記の2種がよく知られている．

1）グランザイム B/パーフォリンのような細胞傷害性メディエーターの放出

2）Fas-Fas Ligand(FasL)経路

1)を示唆する報告として，Yang ら[5]は白斑患者の組織においてグランザイム B/パーフォリン陽性細胞があることを示している．2)に関しては，FAS の遺伝子多型が中国人における白斑のリスクと進行に影響を及ぼしている可能性があるという報告[6]，正常の表皮よりも脱色素部表皮のほうが，FasL 発現が有意に高いという報告[7]などから示唆されている．

しかし，白斑マウスモデルでは 1)2)のどちらが

* Haruki JIMBO，〒650-0017 神戸市中央区楠町 7-5-2 神戸大学大学院医学研究科内科系講座 皮膚科学分野，助教

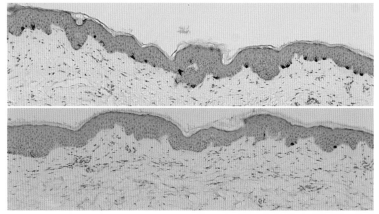

図 1. 尋常性白斑の病変周囲部および脱色素斑部の Melan-A 染色
a：病変周辺部では，陽性細胞が比較的均等に散見される．
b：脱色素斑部では，陽性細胞が著明に減少している．

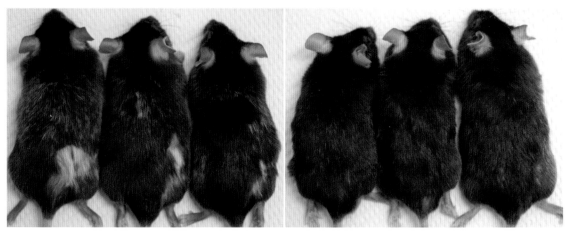

a．WT マウス　　　　　　　　　　　b．lpr/lpr（Fas 欠損）マウス
図 2. CTL 媒介性白斑マウスモデル
腫瘍切除 60 日後，野生型マウス（WT）と比較し lpr/lpr（Fas 欠損）マウスでは白斑が生じにくい．

関与しているのかに関して相反する結果が得られており，白斑誘導方法の違いにより結果が異なる可能性が考えられた．そこで，筆者らは以前に Byrne ら[8]が報告した B16 マウスメラノーマ細胞を皮下接種した C57BL/6J マウスの腫瘍免疫を惹起させた後，腫瘍を切除し白斑が誘導されるのを観察する CTL 媒介性白斑マウスモデルを用いて，2）Fas-FasL 経路が関与しているのかどうかを調べた．

図 2 に示すように，lpr/lpr マウス（Fas 欠損マウス）では野生型（WT）マウスと比較して白斑が生じにくいことを示した[9]．この結果から，CTL 媒介性白斑マウスにおいて，上記 2）Fas-FasL 経路が関与している可能性を考えた．

白斑に紫外線が効く機序

白斑に紫外線が奏効する際，はじめは毛包周囲に点状に色素再生を生じ，それが周囲に拡大していくことをよく経験する．

それは図 3[10]のように，メラノサイトの幹細胞は毛隆起（hair bulge）に TGF-β の影響下で静止状態にある[11]．UVB 照射により TGF-β のシグナルが減弱することが示されており[12]，メラノサイトの幹細胞が活性化する．そして図 3 のように，

毛隆起の上方にメラノブラストとして分化して外毛根鞘を遊走し，さらに毛孔部周囲の表皮内に遊走し，そこで完全に分化したメラノサイトになり，白斑の色素再生に寄与する[10]．

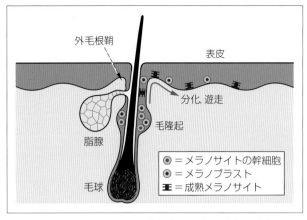

図 3. メラノサイトの幹細胞の局在・分化・遊走
（文献 10 を参考に作成）

白斑への紫外線療法の適応

日本皮膚科学会の尋常性白斑診療ガイドラインにおける治療アルゴリズム（図4）では，分節型と非分節型を明確には区別はせずに，合併症の有無，および病勢（進行性か非進行性か）により区別している．NB-UVB/PUVA は15歳以下の小児を除いて，進行性および非進行性ともに第一選択となっている．

一方，Vitiligo European Task Force が中心となって作成したヨーロッパの白斑治療ガイドライ

ンにおける治療アルゴリズム（図5）[13]では，分節型と非分節型を区別し，それぞれにアルゴリズムが作成されている．このなかで NB-UVB の位置づけは，非分節型では第一選択，分節型では外用

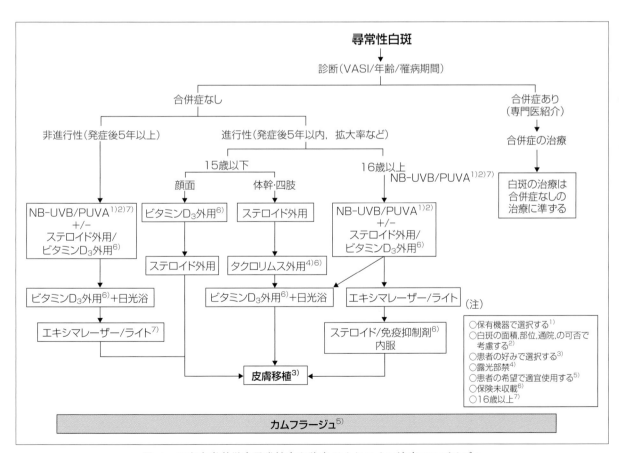

図 4. 日本皮膚科学会尋常性白斑診療ガイドライン治療アルゴリズム

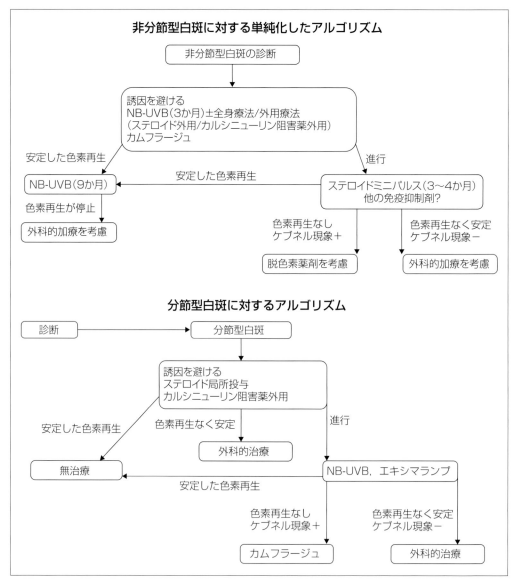

図 5. ヨーロッパの白斑治療ガイドラインにおける治療アルゴリズム(文献 13 より改変)

療法に抵抗であった場合の第二選択となっている.アルゴリズム内のカルシニューリン阻害薬とは,シクロスポリンやタクロリムスなどの T 細胞の活性化・分化に影響を及ぼし TNF-α などのサイトカインを抑制する薬剤のことである.本邦のガイドラインに記載のない内容として,ステロイドミニパルスや免疫抑制剤がある.ステロイドミニパルスとは,本邦で一般的に認識されている 3 日間の点滴加療ではなく,進行している白斑に対しデキサメタゾン 2.5 mg/日(連続した)を 2 日/週投与するという内容であり,3〜6 か月間までの継続が推奨されている.免疫抑制剤に関しては,

シクロホスファミド・シクロスポリン・TNF-α 阻害薬に関する報告が少数あるのみで,十分なエビデンスが集積されていないと記載されている.

照射方法・照射期間

日本皮膚科学会の尋常性白斑診療ガイドラインでは,NB-UVB の標準的照射方法の例として,脱色素斑部($1〜2\ cm^2$)で MED(minimal erythema dose:最小紅斑量)を測定(NB-UVB で 100, 200, $300\ mJ/cm^2$)し,MED の 70%から照射開始(半身照射)し,以後,臨床的な色素再生が確認できるまで 10%ずつ増量すると記載されている.また,頻

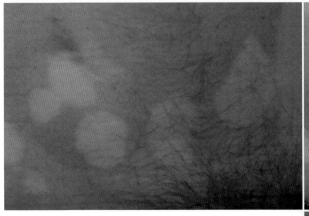
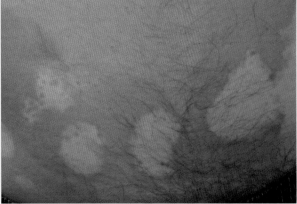
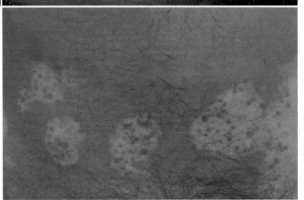

```
a | b
------
  c
```

図 6.
尋常性白斑(汎発型)における NB-UVB 奏効例
　a：治療開始前
　b：照射開始3か月後には，点状の色素再生を少数認めた．
　c：照射開始6か月後には，点状の色素再生が拡大していた．

度や上限回数については1〜3回/週(3日連続照射は避ける)を6か月まで，あるいは60回照射までとされている．

　前述のヨーロッパのガイドライン[13]では，MED測定に関する記述はないが，照射開始3か月以内に色素再生を全く生じない例，もしくは照射開始6か月後に色素再生が25%未満と，満足のいく反応が得られない例では照射を終了することが推奨されている．また，色素再生が続く限り，もしくは最大1〜2年までは継続するとの記載もあるが，維持照射は推奨されず，定期的な受診により再発を発見することが提案されている．

照射機器の選択

　照射機器の選択に関して，最も参考にしたいのは有効性であると思われるが，エキシマランプに対して，エキシマレーザーもしくは NB-UVB を比較したシステマティックレビュー[14]では，50%以上と75%以上の色素再生率には有意差を認めなかった．また，有害事象に関してはすべての機器で軽度であり，許容できるものばかりであったと結論づけている．今後のさらなる大規模な研究が待たれるところである．

　前述のヨーロッパのガイドライン[13]では，NB-UVB の全身照射は，病変が体表面積の15〜20%以上である症例，もしくは拡大傾向にある症例に適応となり，ターゲット型光線療法は全身照射による合併症を避けるために，発症から間もない小病変などの局所病変，小児例，全身照射が禁忌となる症例(光線過敏症など)に適応となると記載されており，照射による効果の優劣よりも，病変に合う照射範囲を有した機器を選択することが重要かと思われる．

白斑に紫外線の効果があった症例提示

　実際に奏効した例を提示する(図6)．
　症例は70歳代の男性で，両腋窩部，両下腹部の尋常性白斑(汎発型)である．
　Very strong クラスのステロイドを外用するも改善せず，NB-UVB 照射(2週に1回)を開始し

た．300 mJ/cm^{2}より開始し徐々に漸増し，1,000 mJ/cm^{2}で維持し，照射を継続した．

NB-UVB 照射開始約3か月後(計4,330 mJ/cm^2)より，前述のように毛包周囲に点状に色素再生を認め，照射開始6か月後(計11,330 mJ/cm^2)には，点状の色素再生が増加し，既存の点状の色素再生は拡大していた(図6)．写真は提示しないが，両腋窩部に関しても50%程度の色素再生がみられた．

紫外線療法とその他の治療の組み合わせ

NB-UVB 療法とその他の治療(カルシニューリン阻害薬外用，ビタミン D$_3$外用，抗酸化剤の内服など)とを併用することにより，相乗的な効果を期待し，より早期に色素再生をはかることで紫外線照射の期間を短縮することも期待できる[13)15)]．下記に代表的な併用療法につき記載する．

1．カルシニューリン阻害薬外用

カルシニューリン阻害薬(シクロスポリンやタクロリムスなど)の外用と NB-UVB との併用療法の有効性については，規模の大きい2つのランダム化比較試験がある．本邦でも使用可能な0.1%タクロリムスを使用した報告[16)]では，被験者の身体の半分に1日1回タクロリムスを外用し，反対側にはプラセボを外用し，全身に週2〜3回 NB-UVB を3か月以上照射したところ，タクロリムス側で有意に改善した($P=0.005$)という結果が得られている．Pimecrolimus 1% cream を用いた比較試験[17)]では，顔面では NB-UVB との併用群で有意に色素が再生した($P<0.05$)と報告している．

カルシニューリン阻害薬の全身投与により光発癌のリスクが上昇することがよく知られているため，カルシニューリン阻害薬の外用と NB-UVB の併用においても，皮膚癌の発症リスクが上昇する可能性が危惧されるが，Tran ら[18)]は hair less マウスにおいて，pimecrolimus 1% cream 外用群，0.1%タクロリムス外用群では，皮表の保護作用により UVB 照射後の表皮内のチミンダイマーの量が減少したと報告しており，必ずしも皮膚癌発症のリスクが上昇するわけではないのかもしれない．

2．ビタミン D$_3$外用

ランダム化比較試験が3報あり，Arca ら[19)]は，カルシポトリオール0.05%1日2回外用と NB-UVB 照射(週3回)の併用では色素再生率に有意差がなかったと報告している．一方，Leone ら[20)]は，被験者の身体を NB-UVB 照射(週3回)を施行した部位とタカルシトール4 μg/g 1日1回外用と NB-UVB 照射を併用する部位に分けて，最大6か月まで継続し比較したところ，有意に色素再生の範囲が増加したと報告している．また，Goktas ら[21)]は，NB-UVB 照射(週3回)にカルシポトリオール0.005%1日2回外用を併用すると，NB-UVB 照射単独と比較し，手足の部位を除いて有意に色素再生率が高かったと報告している．

このように，報告によって有効性が異なっており，一定の見解は得られていないのが現状であるが，NB-UVB 照射にビタミン D$_3$外用を併用することで有害事象が増加するという話はなく，試してみてもよい方法の1つかもしれない．

3．当科における suction blister transplantation(SBT)との併用例

当科でメラノサイトの分化・遊走・活性化を期待して，通常の SBT の行程前にエキシマランプの照射を行った例があり，提示する(図7)．

症例は6歳，女児．生後数か月より両膝の脱色素斑を認めた．以降，ステロイド外用を開始するも寛解・増悪を繰り返し，2歳時よりエキシマランプ照射・ビタミン D$_3$外用で加療するも改善に乏しく，当科紹介となった．初診時(図7-a)，両膝伸側内側から伸側に比較的広範囲に及ぶ完全脱色素斑で，内部には大豆大までの境界明瞭な色素再生を認めていた．尋常性白斑(限局型)として SBT を検討した．採皮部・白斑部ともにエキシマランプ800 mJ/cm^{2}照射後，白斑部にドライアイスを圧抵し，翌日，採皮部は10〜20 mL シリンジで吸引し，水疱を形成させ水疱蓋を白斑部に植皮した．以降，同様に年1回，採皮部・白斑部へエキ

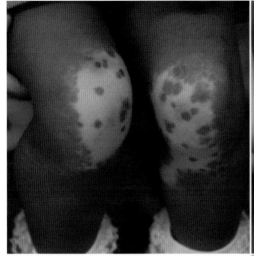
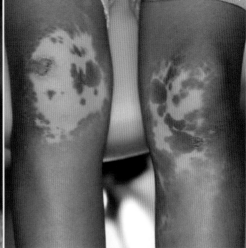
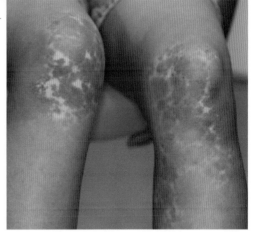

a	b
	c

図 7.
尋常性白斑(限局型)に対し,エキシマライト照射後に SBT を施行した例
　　a：治療開始前.両膝伸側内側から伸側に完全脱色素斑があり,内部には大豆大までの境界明瞭な色素再生を認めていた.
　　b：SBT 3 回終了後には SBT 施行部に十分な色素再生を認める.
　　c：SBT 6 回終了後には 90％以上の色素再生を認めた.

シマランプ照射後に SBT を継続した.SBT 3 回施行後,図 7-b に示すように色素再生が得られ,さらに継続し,SBT 6 回施行後には 90％以上の色素再生を認めた(図 7-c).SBT 前のエキシマランプ照射が色素再生にどれほど寄与しているのかはわからないが,安静が守りにくく植皮が生着しなかった際にも色素再生が得られたことはあったため,併用を試してみる価値はあるのかもしれない.

おわりに

尋常性白斑の病態として,メラノサイトに対する CTL が関与している可能性も示唆されている.紫外線照射により毛隆起に存在するメラノサイトの幹細胞が活性化し,メラノブラストに分化し毛孔部周囲の表皮内に遊走し,色素が再生するといった機序が考えられている.紫外線照射は有効な治療の 1 つではあるが,各種ガイドラインを参考に,適応のある症例に限って治療を開始すべきであり,効果が得られない場合には漫然と継続しないことが重要である.

文 献

1) Ogg GS, Rod Dunbar P, Romero P, et al：High frequency of skin-homing melanocyte-specific cytotoxic T lymphocytes in autoimmune vitiligo. *J Exp Med*, **188**(6)：1203-1208, 1998.
2) Le Poole IC, van den Wijngaard RM, Westerhof W, et al：Presence of T cells and macrophages in inflammatory vitiligo skin parallels melanocyte disappearance. *Am J Pathol*, **148**(4)：1219-1228, 1996.
3) van den Wijngaard R, Wankowicz-Kalinska A, Le Poole C, et al：Local immune response in skin of generalized vitiligo patients. *Lab Invest*, **80**(8)：1299-1309, 2000.

4) van den Boorn JG, Konijnenberg D, Dellemijn TA, et al : Autoimmune destruction of skin melanocytes by perilesional T cells from vitiligo patients. *J Invest Dermatol*, **129**(9) : 2220-2232, 2009.

5) Yang Y, Li S, Zhu G, et al : A similar local immune and oxidative stress phenotype in vitiligo and halo nevus. *J Dermatol Sci*, **87**(1) : 50-59, 2017.

6) Li M, Sun D, Li C, et al : Functional polymorphisms of the FAS gene associated with risk of vitiligo in Chinese populations : a case-control analysis. *J Invest Dermatol*, **128**(12) : 2820-2824, 2008.

7) Kim NH, Jeon S, Lee HJ, et al : Impaired PI3K/Akt activation-mediated NF-kappaB inactivation under elevated TNF-alpha is more vulnerable to apoptosis in vitiliginous keratinocytes. *J Invest Dermatol*, **127**(11) : 2612-2617, 2007.

8) Byrne KT, Côté AL, Zhang P, et al : Autoimmune melanocyte destruction is required for robust CD8＋ memory T cell responses to mouse melanoma. *J Clin Invest*, **121**(5) : 1797-1809, 2011.

9) Jimbo H, Nagai H, Fujiwara S, et al : Fas-FasL interaction in cytotoxic T cell-mediated vitiligo : The role of lesional expression of tumor necrosis factor-alpha and interferon-gamma in Fas-mediated melanocyte apoptosis. *Exp Dermatol*, **29**(1) : 61-70, 2020.

10) Yardman-Frank JM, Fisher DE : Skin pigmentation and its control : From ultraviolet radiation to stem cells. *Exp Dermatol*, **30**(4) : 560-571, 2021.

11) Nishimura EK, Suzuki M, Igras V, et al : Key roles for transforming growth factor beta in melanocyte stem cell maintenance. *Cell Stem Cell*, **6**(2) : 130-140, 2010.

12) Quan T, He T, Kang S, et al : Solar Ultraviolet Irradiation Reduces Collagen in Photoaged Human Skin by Blocking Transforming Growth Factor-β Type II Receptor/Smad Signaling. Am J Pathol, **165**(3) : 741-751, 2004.

13) Taieb A, Alomar A, Böhm M, et al : Guidelines for the management of vitiligo : the European Dermatology Forum consensus. *Br J Dermatol*, **168**(1) : 5-19, 2013.

14) Lopes C, Trevisani VF, Melnik T : Efficacy and Safety of 308-nm Monochromatic Excimer Lamp Versus Other Phototherapy Devices for Vitiligo : A Systematic Review with Meta-Analysis. *Am J Clin Dermatol*, **17**(1) : 23-32, 2016.

15) Abyaneh MY, Griffith RD, Falto-Aizpurua L, et al : Narrowband ultraviolet B phototherapy in combination with other therapies for vitiligo : mechanisms and efficacies. *J Eur Acad Dermatol Venereol*, **28**(12) : 1610-1622, 2014.

16) Nordal EJ, Guleng GE, Rönnevig JR : Treatment of vitiligo with narrowband-UVB(TL01)combined with tacrolimus ointment(0.1％)vs. placebo ointment, a randomized right/left double-blind comparative study. *J Eur Acad Dermatol Venereol*, **25**(12) : 1440-1443, 2011.

17) Esfandiarpour I, Ekhlasi A, Farajzadeh S, et al : The efficacy of pimecrolimus 1% cream plus narrow-band ultraviolet B in the treatment of vitiligo : a double-blind, placebo-controlled clinical trial. *J Dermatolog Treat*, **20** : 14-18, 2009 :

18) Tran C, Lübbe J, Sorg O, et al : Topical calcineurin inhibitors decrease the production of UVB-induced thymine dimers from hair less mouse epidermis. *Dermatology*, **211** : 341-347, 2005.

19) Arca E, Taştan HB, Erbil AH, et al : Narrowband ultraviolet B as monotherapy and in combination with topical calcipotriol in the treatment of vitiligo. *J Dermatol*, **33**(5) : 338-343, 2006.

20) Leone G, Pacifico A, Iacovelli P, et al : Tacalcitol and narrow-band phototherapy in patients with vitiligo. *Clin Exp Dermatol*, **31**(2): 200-205, 2006.

21) Goktas EO, Aydin F, Senturk N, et al : Combination of narrow band UVB and topical calcipotriol for the treatment of vitiligo. *J Eur Acad Dermatol Venereol*, **20**(5) : 553-557, 2006.

MB Derma, **319**：37-43, 2022.

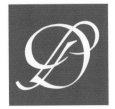

◆特集／実践！皮膚疾患への光線療法─総集編─

実践！腫瘍性病変への光線力学療法（PDT）

平田　央*　小澤俊幸**

Key words：光線力学療法（photodynamic therapy；PDT），5-aminolevulinic acid（5-ALA），日光角化症（actinic keratosis），ボーエン病（Bowen's disease）

Abstract　光線力学療法（photodynamic therapy；PDT）とは，光感受性物質を投与して標的細胞に集積させ，その後，特定の波長を照射することで生じる一重項酸素などの活性酸素により標的細胞を選択的に死滅させる治療法である．海外の皮膚科領域における腫瘍病変で PDT が承認されている疾患には，日光角化症，ボーエン病，基底細胞癌がある．本邦では保険診療として認められていないが，ポルフィリン前駆物質の 5-aminolevulinic acid（以下，5-ALA）を病変部に塗布して光線を照射する 5-ALA PDT が主に行われている．今回我々は，日光角化症およびボーエン病に対する PDT および効果に関して，海外と本邦の実際について述べる．

はじめに

　光線力学療法（photodynamic therapy；PDT）は，光感受性物質を取り込んだ標的細胞に特定の波長の可視光線を照射することで発生した活性酸素により，標的細胞が死滅することを利用する治療法である．腫瘍に対する PDT について，本邦では最初に porfimer sodium（フォトフリン®）が早期肺癌，表在性食道癌，表在性早期胃癌，子宮頸部初期癌および異形成に対して保険適用された．安全性も効果も高いが，全身投与による光線過敏が 4〜6 週間続くため長期間の遮光が必要なことが欠点とされていた．その後，体外への排出も早く有効性が高い talaporfin sodium（レザフィリン®）が開発され，早期肺癌のみならず原発性悪性脳腫瘍や局所遺残再発食道癌についても保険収載された．また，腫瘍に対する光線力学診断薬として，5-ALA の内服製剤であるアラグリオ®やア

　* Chika HIRATA, 〒545-8585 大阪市阿倍野区旭町 1-4-3　大阪市立大学大学院医学研究科皮膚病態学，助教
** Toshiyuki OZAWA, 同，准教授

ラベル® が脳腫瘍および膀胱癌に薬事承認された[1]．今後，他疾患にも応用が期待されている．
　一方，皮膚科領域の PDT では，光感受性物質は全身投与ではなく外用で使用する．日本では保険適用はないが，欧米を中心に 30 か国以上で外用 PDT は正式に承認されている．光感受性物質は製剤として流通しており，皮膚腫瘍に対する PDT はクリニックでも広く施行されている．外用 PDT は侵襲が非常に少なく，全身への副作用がほとんどないため，高齢者や重篤な合併症がある患者でも安全に施行でき，整容的にも優れているのが特徴である．

PDT のメカニズム

　1990 年，Kennedy らは初めて 5-aminolevulinic acid（5-ALA）を用いた外用 PDT を施行し，日光角化症，基底細胞癌，squamous cell carcinoma（SCC）*in situ* に対して効果を示すことを示した[2]．ポルフィリンの共通前駆物質である 5-ALA は，生体内ではミトコンドリア内で合成される内因性の水溶性アミノ酸であり，糖代謝や脂肪代謝において重要な役割を果たしている[1]．大量に投

与されると，細胞に取り込まれ，ミトコンドリア内でプロポルフィリンⅨ（PpⅨ）に合成される．正常細胞ではPpⅨの代謝過程にフィードバック機構が作用し律速段階となるため，細胞内に過剰に蓄積されることはない．しかし，癌細胞では，細胞膜やミトコンドリア膜のトランスポーターの活性異常や種々の酵素活性の異常によりPpⅨの生合成の亢進と蓄積が起こる．PpⅨに光を照射すると，光惹起により一重項酸素が発生して腫瘍細胞が直接的に障害される．以上により，5-ALA PDTは腫瘍細胞に効果を示すと考えられている．しかし，5-ALA投与による癌細胞への特異的なPpⅨの蓄積のメカニズムには諸説あり，明確に説明するには至っていない[3]．一方，PpⅨは青色光（375〜445 nm）を照射すると，赤色蛍光（660〜740 nm）を発光する．これを利用して，腫瘍病変の局在を診断する光線力学診断（photodynamic diagnosis）が行われている．

欧米における皮膚の腫瘍性病変に対するPDTの実際

皮膚科領域で施行されている外用PDTでは，光感受性物質としてポルフィリンの共通前駆物質である5-ALAとそのメチルエステル型であるmethyl aminolevulinate（MAL）が主に使用される[4]．欧米では，MALはMetvix[®5]，5-ALAは貼付剤としてAlacare[®6]，ナノエマルジョン製剤としてAmeluz[®7]，水溶液としてLevulan[®8]が医薬品として承認されて販売されており，各製剤ごとに標準的なプロトコールが定まっている．5-ALAは水溶性であり，MALは脂溶性であることから，MALのほうが組織への浸透性が高いと考えられていたが，表皮組織への高い親和性と高いin vitroでの皮膚浸透率を示す大豆レシチンを利用した5-ALAのナノエマルジョン製剤が開発され[9]，MAL製剤よりも皮膚への透過性が向上し，MAL製剤に勝るとも劣らない治療効果を示すようになった．

PDTの適応症として承認されているのは，軽症から中等度の日光角化症である．それに加えて5-ALAのナノエマルジョン製剤であるAmeluz[®]は，日光角化症のfield therapyや表在型や結節型の基底細胞癌，MAL製剤であるMetvix[®]はそれらに加えてボーエン病にも承認されている．病変部に角質や痂皮が付着している場合には，光感受性物質の腫瘍細胞への取り込みが十分に行われず，治療効果が落ちる．そのため，5-ALAやMALを塗布する前にはこれらを適度に除去することが海外のプロトコールでは推奨されている[4]．塗布後の密封時間は製剤により異なるが，Metvix[®]やAmeluz[®]は3時間，Alacare[®]は4時間，Levulan[®]は14〜18時間，被覆材で密閉遮光してから光線を照射する．

ポルフィリンの共通前駆物質である5-ALAやMALに光感受性はない．外用後に細胞内に取り込まれ，ポルフィリン代謝経路を経て，最終的に光感受性物質であるPpⅨが合成される．PpⅨの惹起波長は410 nmに最大のピークがあり，510，540，580，630 nmにもピークがある．光線の波長は長いほど組織への深達度が深くなるため，630 nmの赤色蛍光波長がよく用いられている．光源として570〜670 nmの広いスペクトラムを照射する機器が従来から汎用されてきたが，light-emitting diodes（LED）により，630±2 nmの狭域スペクトラムを選択的に照射できるようになった．狭域スペクトラムの光源を使用することで照射時間を短縮することができ，高い治療効果も得られる．海外で承認されているプロトコール[4]において，広域のスペクトラムで照射する場合の照射線量は75 J/cm²，狭域スペクトラムで照射する場合は37 J/cm²である．Levulan[®]については，PpⅨの最大波長である410 nmの青色光を使用し，それに合わせて照射量も10 J/cm²とプロトコールで設定されている．照射後48時間は日光や強い光を患部に当てないように指導する．副作用として多いのは，照射中の不快感，疼痛，紅斑や照射部位の光線過敏症である．ときにびらんや色素沈着，色素脱失などを認める．日光角化症では，初回照

射の12週間後に効果判定を行い，病変が消失していれば経過観察とし，病変の残存があれば初回と同様に追加照射を行う．基底細胞癌およびボーエン病に関しては7日間空けて2回連続照射し，12週間後に効果判定を行う．外用PDTは侵襲が小さいことが利点であるが，光源機器が高価かつ大型で医療機関に据え置きであり，光線照射のための通院が欠点であった．そのため，近年では自然光を用いたdaylight PDTが広く行われるようになっている[4)10)]．方法としては，施行前に紫外線から保護するために病変部も含め露光部に日焼け止めクリームを使用する．可能であれば病変部の余分な角質や痂皮を除去した後，光感受性物質を塗布する．欧米では，5-ALAのナノエマルジョン製剤であるAmeluz®と，MAL製剤であるMetvix®がdaylight PDTとして承認されている．密封は不要であり，単純塗布後30分以内に屋外に出て，自然光を2時間程度浴びる．環境条件として，外気温10℃以上で雨天以外であればよいとされている．冬季は気温も光量も低下し施行できない地域もあるため，人工昼光灯が代用されることもある[10)]．既存のPDTと比較して治療効果が劣ることはなく，照射中の疼痛や紅斑などの副作用も少ないため，広く普及している．近年の光学技術の進歩により，持ち運び可能な光源など様々な特徴を持った機器が開発されてきた．そのなかで，患部に密着できる布型LED機器が日光角化症で効果のあることが示された[11)]．Metvix®を使用し，630nmの波長を用いて1回12 J/cm^{2}の照射量で従来のPDTと同等の効果を示したと報告されている[11)]．今後，FLUXMEDICARE®の商品名で医療機器として販売される予定であり，臨床応用が期待されている．

　PpIXは青色光を照射すると赤色蛍光を発するという特徴を利用し，ウッド灯を照射して病変の局在を可視化する光線力学診断も行われてきた[4)]．病変部と正常部の境界を可視化するだけではなく，CCDカメラシステムを利用して皮膚病変のPpIXを半定量化することもできる．しかし，と

きに非特異な反応を示し矛盾した結果が出ることもあるため，解釈には注意が必要である[4)]．

腫瘍性病変に対するPDT療法の効果

　各国のPDTのガイドラインにおける疾患別の治療の推奨度およびエビデンスレベルについて表1にまとめる[10)]．このなかで正式に承認されているのは，日光角化症，ボーエン病，基底細胞癌である[4)]．日光角化症については，軽症から中等症までの日光角化症がよい適応であるとされ，角化が著しいものや有棘細胞癌への移行が疑われる症例には推奨されていない．広域スペクトラムの光源を用いた従来のPDTにおいては，初回治療3か月後に81〜92%の病変が消失するとされている[11)]．ヨーロッパの26施設で行われた5-ALAのナノエマルジョン製剤とMALの無作為化対照試験にて，治療12か月後の病変部の完全消退率は，5-ALAのナノエマルジョン製剤は90.4%であったのに対し，MALでは83.2%であり，5-ALAのナノエマルジョン製剤の優位性が示された[12)]．また，前処置なしで自己塗布できるのが特徴である5-ALAの貼付剤については，1回治療12か月後の病変部の完全消退率は79%であった[13)]．自然光を用いたdaylight PDTについては，第Ⅲ相多施設ランダム化比較試験で[14)]，従来のPDTと比較して治療12週間後の病変の完全消退率が70%と74%で有意差がなかった．その一方で，施行中の疼痛などの副作用は有意に少なく，良好な有効性と安全性の結果が示されている．

　日光角化症の治療には，PDTのほかに液体窒素療法，5-FU軟膏，イミキモドなどがある．PDTと液体窒素療法の比較において，5-ALAの貼付剤は12週間後の病変部の完全消退率が82〜89%であったのに対し，液体窒素療法は77%であったと報告されている[15)]．また，2003年のRCTで5-ALA PDTと5-FU軟膏を比較したランダム化比較試験では，両者間で治療効果および耐用性に差は認めなかった[16)]．5%イミキモドと5-ALA PDTを比較したランダム化比較試験では，6か月後の

表 1. 各国の PDT ガイドラインにおける疾患別の治療の推奨度およびエビデンスレベル
（文献 10 より引用）

推奨度	エビデンスレベル	疾　患
A	I	日光角化症
	I	squamous cell carcinoma *in situ*（ボーエン病）
	I	基底細胞癌（結節型，表在型，低リスク）*
B	I	fierd cancerization
	I	臓器移植レシピエントのメラノーマ以外の皮膚悪性腫瘍
	I	臓器移植レシピエントのメラノーマ以外の皮膚悪性腫瘍の予防
C	II-iii	皮膚 T 細胞リンパ腫
	II-iii	乳房外パジェット病
D	II-iii	有棘細胞癌

*結節型 BCC について英国の PDT ガイドラインおよび BCC ガイドラインでは推奨度 B
A．行うことを支持するのに豊富なエビデンスがある
B．行うことを支持するのに十分なエビデンスがある
C．行うことを支持するだけの十分なエビデンスがない
D．行うことを否定するだけの十分なエビデンスがある
E．行うことを否定するのに豊富なエビデンスがある
I．1 つ以上の適切にデザインされたランダム化比較対照試験がある
II-i．よくデザインされたランダム化されていない対照試験がある
II-ii．1 か所以上のセンターないし研究グループのコホート試験ないし症例対照試験がある
II-iii．症例シリーズや症例報告から得られたエビデンス
III．臨床経験に基づいた公的機関やエキスパートオピニオンの意見
IV．手法的な問題があり不適切なエビデンスである

治癒率が PDT では 65.32%，5% イミキモドでは 55.65% であり，治療後の整容的満足度も同等であったが，grade 2 の日光角化症については 5-ALA PDT のほうがより有意に治癒率が高かった（PDT：57.89% vs 5% イミキモド：37.03%）[17]．European Dermatology Forum がまとめた日光角化症の治療ガイドライン[18]では，PDT は高い評価を受けており，多発した症例や field therapy に対しては，液体窒素療法，5-FU 軟膏，イミキモドなどと同等に一番強い推奨がなされている．

皮膚科には field cancerization という概念がある．日光角化症，特に多発例の周囲は臨床的に正常な皮膚であっても，組織学的および遺伝子の異常を認めることが多く，将来的に発癌するリスクがあるとされている．日光角化症が多発している場合には，周囲の健常皮膚も治療を行うことで p53 の発現が低下し，日光角化症の新生が抑えられるが，field therapy が有棘細胞癌の発生を抑える直接的なエビデンスに乏しい．そのため，各国の PDT のガイドラインでは推奨度 B になってい

る[10]．一方で，PTD の field therapy は治療の承認を正式に得ており，日光角化症のガイドラインでは，多発例などの適応例では 5-FU 軟膏，イミキモドなどと同様に PDT の field therapy を行うことを強く推奨している[18]．また，臓器移植レシピエントについても別枠で推奨度 B となっている．臓器移植レシピエントは健常人と比較して，PDT の治療効果は低く再発率は高い傾向にあり，データも少ない[10]．それは他の液体窒素や 5-FU 軟膏，イミキモドなども同様であり，日光角化症のガイドラインでも 1 段低い推奨度となっている[18]．さらなる効果や安全性に関するデータの蓄積が待たれているが，治療の適応があればいずれかの治療を行うべきであるのはいうまでもない．

我が国[19]や National Comprehensive Cancer Network（NCCN）[20]の有棘細胞癌のガイドラインでは，ボーエン病は SCC *in situ* というとらえ方がなされており，根治を目標とした全切除が第一選択となっている．しかし，NCCN のガイドラインでは，手術より治療効果は低いが非侵襲的な治

療として，PDT や液体窒素療法，5-FU 軟膏，イミキモドなどの選択肢があることを患者に説明すべきとしている[20]．ボーエン病に対する MAL-PDT の効果は，治療1年後の完全消失率（80%）は凍結療法（67%）や 5-FU（69%）の場合よりも優れていた[20]．PDT のガイドラインでも，PDT は 68～89% の奏効率を示すとされており[4][10]，手術を第一選択にしない場合の選択肢として有効である．

基底細胞癌もボーエン病と同様に外科的切除が第一選択となるが，手術や放射線治療が困難な場合には，液体窒素療法，5-FU 軟膏，イミキモドと同様に PDT は代替療法として用いられる．基底細胞癌に対する PDT は表在性で低リスクのものが対象で，完全消失率は 86～93% であり[10]，多発例，顔や指，爪床，陰部など他の治療を選択しにくい症例がよい適応とされている．欧米では無色素性の基底細胞癌が多いのに対し，本邦では色素性基底細胞癌が一般的であり，本邦で施行する場合には対象を絞ったり，他の治療と併用したりする工夫が必要であると考えられる．

本邦における腫瘍性病変に対する PDT の実際

本邦では皮膚腫瘍に対する外用 PDT は薬事承認されていない．また海外で承認されて商業ベースで流通している 5-ALA 製剤や MAL 製剤も入手困難である．そのため，国内においては PDT の標準化されたプロトコールはなく，PDT を施行する場合には各施設の倫理委員会への申請と承認を得る必要がある．以下に当院で施行した日光角化症およびボーエン病に対する PDT について記載する[3]．ポルフィリン症や 5-ALA に対するアレルギーが疑われる患者は除外した．

5-ALA（コスモ・バイオ株式会社）を 20% 濃度になるように親水クリームに院内調剤したものを光感受性物質として使用する．5-ALA が不安定であるため，調剤後は遮光して冷蔵保管し，なるべく早く使用する．角質が厚い場合には，前日からワセリンや尿素軟膏などで密封療法を行い，角

質を除去しておく．患部に 20%5-ALA クリームを塗布後，ラップにて密封して浸透性を高め，アルミホイルで遮光し，塗布後4時間で照射する．照射前に暗室にて wood 灯を用いて患部を照らして病変部の広がりを確認した．正常組織も軽度の蛍光を示す場合があるため，視診と触診も併用した．光源として短パルス色素レーザーである SPTL1b®（シネロン・キャンデラ株式会社）を，途中からバンドパスフィルター（660～690 nm）を装着したスーパーライザー PX®（東京医研株式会社）を使用した．照射量は，SPTL1b は 60 J/cm^2，スーパーライザーは 100 J/cm^2 とした．照射中の疼痛にはクーリングで対応した．照射後は 5-ALA クリームを洗い流す．1か月後に残存があれば追加照射を行った．

治療効果は，日光角化症 13 部位に対して平均治療回数 2.7 回を行い，完全消失率 79.6%，ボーエン病7部位に対して平均治療回数 4.8 回で，完全消失率 66.7% であった（第 114 回日本皮膚科学会総会で発表）．

以下に日光角化症の治療例を提示する．治療前に認めた角化性紅斑（図1）は，5-ALA クリームを塗布し，密封4時間後に wood 灯照射にて赤色蛍光を示した（図2）．色素沈着を残して治癒した（図3）．

他施設における日光角化症およびボーエン病に対する PDT について示す．Hirata ら[21]は，フィルター付きスーパーライザーを用いて 100 J/cm^2 の照射を週1回行い，日光角化症で 72%，ボーエン病で 60% の完全消退を認めたと報告している．Nakano ら[22]は，PDT-EDL 1 を用いて 50 J/cm^2 を週1回，3回照射し，組織学的に異型細胞が表皮の下 2/3 に限局している日光角化症では 91.3%，2/3 から全層性に異型細胞を認める日光角化症では 42.9% が完全消失したと報告している．佐川ら[23]は，日光角化症に対して LED ランプを光源とした OMNILUX® を使用して，633 nm（±3）の波長で1回 100 J/cm^2 を照射し，残存があれば1か月間隔で最大3回まで照射し，84.2% の完全消失

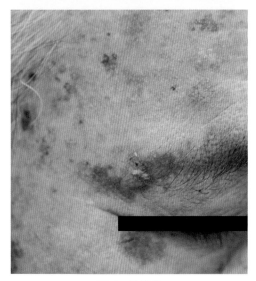

図 1. 治療前

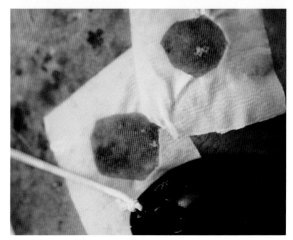

図 2. Wood 灯照射による赤色蛍光

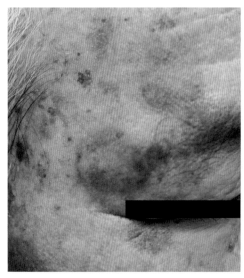

図 3. 治療後

率を認めている．いずれの報告においても，局所の疼痛や不快感などは認めたが，重篤な副作用は認めなかった．

まとめ

　PDT は，欧米では承認されて広く一般的に行われている．侵襲が少なく安全性の高い治療である．日本が高齢化社会を迎えるにあたり，増加していくと考えられる皮膚悪性腫瘍に対する有効な治療として，日本でも承認認可されることが期待される．

文　献

1) 片岡洋望，林　則之，田中　守ほか：PDT に用いられる腫瘍親和性光感受性物質．日レーザー医会誌，**36**(2)：159-165，2015.

2) Kennedy JC, Pottier RH, Pross DC：Photodynamic therapy with endogenous protoporphyrin IX：basic principles and present clinical experience. *J Photochem Photobiol B*, **6**(1-2)：143-148, 1990.

3) 小澤俊幸：光線過敏を使用した皮膚科治療―PDT．日皮会誌，**127**(1)：2791-2797，2017.

4) Morton CA, Szeimies RM, Basset-Seguin N, et al：European Dermatology Forum guidelines on topical photodynamic therapy 2019 Part 1：treatment delivery and established indications - actinic keratoses, Bowen's disease and basal cell carcinomas. *J Eur Acad Dermatol Venereol*, **33**(12)：2225-2238, 2019.

5) https://www.medicines.org.uk/emc/product/6777/smpc(最終アクセス日：2021 年 9 月 4 日)

6) https://www.medicines.org.uk/emc/product/8958/smpc(最終アクセス日：2021 年 9 月 4 日)

7) https://www.medicines.org.uk/emc/product/3158/smpc(最終アクセス日：2021 年 9 月 4 日)

8) https://www.levulanhcp.com/kerastick.html(最終アクセス日：2021 年 9 月 4 日)

9) Maisch T, Santarelli F, Schreml S, et al：Fluorescence induction of protoporphyrin IX by a new 5-aminolevulinic acid nanoemulsionused for photodynamic therapy in a full-thickness *ex vivo* skin model. *Exp Dermatol*, **19**：302-305, 2010.

10) Morton CA：A synthesis of the world's guide-

lines on photodynamic therapy for non-melanoma skin cancer. *G Ital Dermatol Venereol*, **153**(6)：783-792, 2018.

11) Mordon S, Vignion-Dewalle AS, Abi-Rached H, et al：The conventional protocol versus a protocol including illumination with a fabric-based biophotonic device(the Phosistos protocol)in photodynamic therapy for actinic keratosis：a randomized, controlled, non-inferiority clinical study. *Br J Dermatol*, **182**(1)：76-84, 2020.

12) Dirschka T, Radny P, Dominicus R, et al：Photodynamic therapy with BF-200 ALA for the treatment of actinic keratosis：results of a multicentre, randomized, observer-blind phase Ⅲ study in comparison with a registered methyl-5-aminolaevulinate cream and placebo. *Br J Dermatol*, **166**：137-146, 2012.

13) Szeimies RM, Stockfleth E, Popp G, et al：Long-term follow-up of photodynamic therapy with a self-adhesive 5-aminolaevulinic acid patch：12 months data. *Br J Dermatol*, **162**：410-414, 2010.

14) Lacour JP, Ulrich C, Gilaberte Y, et al：Daylight photodynamic therapywith methyl aminolevulinate cream is effective and nearly painless intreating actinic keratoses：a randomised, investigator-blinded, con-trolled, phase Ⅲ study throughout Europe. *J Eur Acad Dermatol Venereol*, **29**：2342-2348, 2015.

15) Hauschild A, Stockfleth E, Popp G, et al：Optimization of photodynamictherapy with a novel self-adhesive 5-aminolaevulinic acid patch：results of two randomized controlled phase Ⅲ studies. *Br J Dermatol*, **160**：1066-1074, 2009.

16) Smith S, Piacquadio D, Morhenn V, et al：Short incubation PDT versus 5-FU in treating actinic keratoses. *Clinical Trial J Drugs Dermatol*, **2**(6)：629-635, 2003.

17) Sotiriou E, Apalla Z, Maliamani F, et al：Intraindividual, right-left comparison of topical 5-aminolevulinic acid photodynamic therapy vs. 5% imiquimod cream for actinic keratoses on the upper extremities. *J Eur Acad Dermatol Venereol*, **23**(9)：1061-1065, 2009.

18) Werner RN, Stockfleth E, Connolly SM, et al：Evidence- and consensus-based(S3)Guidelines for the Treatment of Actinic Keratosis - International League of Dermatological Societies in cooperation with the European Dermatology Forum - Short version. *J Eur Acad Dermatol Venereol*, **29**(11)：2069-2079, 2015.

19) 安齋眞一，梅林芳弘，勝俣範之ほか：皮膚悪性腫瘍診療ガイドライン改訂委員会：皮膚悪性腫瘍ガイドライン第3版 有棘細胞癌診療ガイドライン2020．日皮会誌，**130**(12)：2501-2533，2020.

20) NCCN Guidelines version 2.2021- Squamous cell skin cancer.(https://www.nccn.org/professionals/physician_gls/pdf/squamous.pdf)(最終アクセス日：2021年9月4日)

21) Hirata Y, Koga S, Fukui N, et al：5-Aminolevulinic acid- mediated photodynamic therapy to superficial malignant skin tumors using Super Lizer. *J Dermatol*, **38**(8)：748-754, 2011.

22) Nakano A, Tamada Y, Watanabe D, et al：A pilot study to assess the efficacy of photodynamic therapy for Japanese patients with actinic keratosis in relation to lesion size and histological severity. *Photodermatol Photoimmunol Photomed*, **25**：37-40, 2009.

23) 佐川容子，新谷洋一，西田絵美ほか：日光角化症に対するLEDを用いた光線力学療法の実際. *MB Derma*, **234**：62-67，2015.

MB Derma，**319**：44-49，2022.

◆特集／実践！皮膚疾患への光線療法―総集編―

実践！潰瘍や殺菌への光線力学療法（PDT）の応用

寺西梨絵＊　　小澤俊幸＊＊

Key words：光線力学療法（photodynamic therapy；PDT），5-アミノレブリン酸（5-aminolevulinic acid；ALA），メチシリン耐性黄色ブドウ球菌（methicillin-resistant *Staphylococcus aureus*；MRSA），緑膿菌（*Pseudomonas aeruginosa*），iOLED®

Abstract　我々は，細菌感染皮膚潰瘍に対する新たな治療法として光線力学療法（photodynamic therapy；PDT）に着目し，その殺菌効果を報告してきた．これまでの殺菌 PDT では高輝度・短時間照射で効果を得ていたが，臨床での実用性を考え，低輝度・長時間照射することで電力を軽量化し，光源をポータブル化することで，在宅での治療を可能にすることを次の目標としている．まずは据え置き型 LED（照射波長：405 nm，545 nm）を用いて，従来の照射方法である高輝度・短時間照射による ALA-PDT を行い，殺菌効果を示すことを確かめた．その後，同量の照射エネルギーを低輝度・長時間照射により確保し ALA-PDT を行い，その殺菌効果を評価した．低輝度・長時間照射でも，高輝度・短時間照射と変わらない殺菌効果を認めた．使用予定としている新規光源 iOLED® での低輝度・長時間照射による殺菌効果も確認した．今後は，iOLED® を用いた動物実験を予定している．

　光線力学療法（photodynamic therapy；PDT）とは，光感受性物質と光で光化学反応を惹起させた後，生成した活性酸素種により，がん細胞や細菌などを選択的に死滅させる治療法である．1900年に Raab が，アクリジン塩酸塩とランプを使用して，ゾウリムシに致死作用を生じることを報告したのが PDT の初めての報告である[1]．

　本邦では皮膚科領域で保険適用された PDT および光感受性物質はないが，欧州では日光角化症，ボーエン病，基底細胞癌などの表在性皮膚悪性腫瘍に対し，aminolevulinic acid（ALA）（Levulan®，Alacare®，Ameluz®），ALA methylester（Metvixia®）などを使用した PDT が行われている．米国でも 2000 年に米国食品医薬局（FDA）の承認を受け，表在性皮膚悪性腫瘍に対し治療が行われている．ALA は，真の光感受性物質ではな

く，その代謝産物であるプロトポルフィリンIX（PpIX）が光感受性物質となり，特定の波長の光と光化学反応を起こし，殺細胞効果を発揮する．細菌にも ALA の代謝経路である hem 合成経路が存在し，ALA は PpIX へと代謝される[2]．PpIX の吸収スペクトルは，410，510，545，580，635 nm にピークを示し[3]，我々は PpIX の吸収効率が最も高い，410 nm LED を光源として使用した ALA-PDT を MRSA および緑膿菌感染皮膚潰瘍に対して行い，その殺菌効果を *in vitro* および *in vivo* で報告した[4)5]．また，MRSA および緑膿菌感染皮膚潰瘍に対する 5-ALA 軟膏と 410 nm LED を使用した ALA-PDT のヒトへの臨床研究も行い，基礎研究と同様，速やかな感染潰瘍面積の縮小を認めた[6]．これまで行ってきた基礎研究，臨床研究より，我々は ALA-PDT が感染皮膚潰瘍に対する新規治療法の 1 つとなり得ると考えているが，研究を進めるに伴い，ALA-PDT を行うには光源を有する特定の病院に入院もしくは毎日の通院が必要であるというデメリットがあることが浮き彫りと

＊　Rie TERANISHI，〒545-8585　大阪市阿倍野区旭町 1-4-3　大阪市立大学大学院医学研究科皮膚病態学
＊＊　Toshiyuki OZAWA，同，准教授

なった．言い換えれば，高齢化が進み，コロナ禍
に見舞われた現代社会において，通院せずに自己
もしくは自宅で治療できることは大きなメリット
であり，現行のALA-PDTをより改善する必要が
あると考えられた．そのためには，これまで使用
してきたLED光源（図1）は重く高価であるため，
これを軽量で安価なものに変更する必要があると
考えた．我々はこれらの条件を満たす光源デバイ
スとして，有機ELパネル光源のiOLED®（図2）を
使用することを目指している．しかし，光源を変
更することでいくつかの問題が出てきた．1つ目
はポータブルで貼付式の光源であるため，電源に
は電池を使用することになり，現行の光源と同等
の輝度を得ることは難しく，従来の光源よりも著
しく低輝度となる点である．また，もう1つの問
題点として，現時点では赤色630 nmおよび緑色
545 nmの2波長しか発光できないことがある．つ
まり，これまで我々が行ってきた410 nmの波長
を使用した細菌感染皮膚潰瘍に対するALA-
PDTとは異なる波長を使用せざるを得ないとい
うことになる．

　以上を踏まえて，今回我々は，細菌感染皮膚潰
瘍に対する在宅ALA-PDTを目指す研究の第一
歩として，まずこれまで使用してきた青色LED
を使用し，低輝度・長時間照射によりALA-PDT
がMRSAに対する殺菌が可能であるか否かを検
討の後，iOLED®でも出力可能な545 nmを使用し

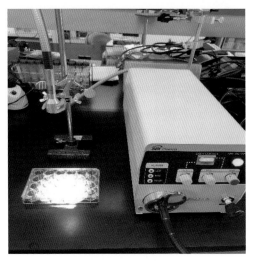

図 1. 従来の光源
非常に重く，高価である．

たALA-PDTの殺菌効果を検討したので報告す
る．

Material and method

1．MRSAの培養

　MRSA（ATCC33591）をトリプティックソイブ
ロス（TSB）（Difco Laboratories, Detroit, Michi-
gan, USA）にて37℃で24時間培養し使用した．

2．光感受性物質およびEDTA-2Na

　5-ALA（Cosmo Bio Co., Ltd., Tokyo, Japan）を
リン酸緩衝生理食塩水（PBS）にて溶解し，最終濃
度5 mg/mLに調整し，使用した．金属キレート
剤であるEDTA-2Na（Wako Pure Chemical
Industries, Ltd., Osaka, Japan）もPBSにて溶解

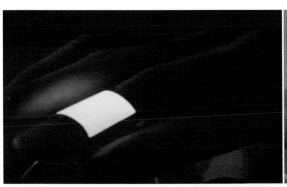
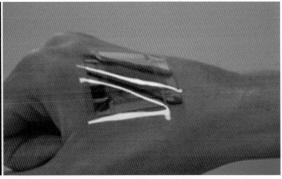

図 2. 新規の光源 iOLED®（発光時）
軽量で安価である．柔軟性もあり，人体の局面にフィットするという利点もある．

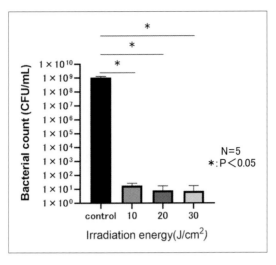

図 3.

高輝度・短時間照射 ALA-PDT(405 nm LED)を用いた MRSA に対する殺菌効果

MRSA 菌液(10^6 CFU/mL)0.25 mL と ALA(0.5%)0.05 mL，EDTA-2Na(0.005%)0.05 mL，TSB 0.15 mL を加え，培養液を作成．37℃で 4 時間，暗所で接触させ，その後に LED を照射した．照射した菌液＋培養液を生理食塩水にて 10 倍段階希釈法で生菌数を計測した．照射エネルギー10，20，30 J/cm²のいずれも有意に殺菌効果を認めた．

し，最終濃度 0.05 mg/mL に調整した．EDTA-2Na には，バイオフィルム除去効果と PpIX 産生促進効果が期待される[5]．

3．光　源

1）波長 405 nm および 545 nm LED(Thorlabs Japan Inc., Tokyo, Japan)をパワーメーター(Ophir Japan Ltd., Tokyo, Japan)を用いて，出力 0.06〜25 mW/cm²に調整した．

2）iOLED®．波長は 545 nm，モバイルバッテリー(4,000 mAh，5 V-A1)(Core Inc., Tokyo, Japan)をつなぐと，出力は 2.0 mW/cm²以上確保できるように調整されている．

4．MRSA に対する ALA-PDT

4 穴のプレートに MRSA 菌液(10^6 CFU/mL)を 0.25 mL と ALA(0.5%)0.05 mL，EDTA-2Na(0.005%)を 0.05 mL，TSB を 0.15 mL 加え，37℃で 4 時間，暗所で接触させた．その後，405 nm または 545 nm の LED を照射した．照射した菌液＋培養液を生理食塩水にて 10 倍段階希釈法で生菌数を計測した．

Result

従来，我々が使用していた 410 nm の光源では，低輝度・長時間照射の設定が困難であったため，今回は従来の光源を変更して実験を行っている．最初に，この光源(波長：405 nm LED(Thorlabs Japan Inc., Tokyo, Japan))で，従来の高輝度・短時間照射による ALA-PDT で殺菌が可能かを検討した．これまでの経験から，総エネルギー量 10 J/cm²が必要であることが予想された．照射条件は，10 J/cm²(25 mW/cm²・400 秒)，20 J/cm²(25 mW/cm²・800 秒)，30 J/cm²(25 mW/cm²・1,200 秒)とした．従来の結果と同じく，10 J/cm²で十分な殺菌効果を認めた(図 3)．

次に，405 nm LED で低輝度・長時間照射による ALA-PDT の殺菌効果を検証することとした．デバイスの最終形態はポータブル貼付型を想定しており，交換の利便性を考慮し，1 日 1 回の交換を前提とし，照射時間を 24 時間と決定した．低輝度・長時間照射において殺菌に必要な最小エネルギー量を決定するため，MRSA に対して 5 J/cm²(0.06 mW/cm²・24 時間)から 10 J/cm²(0.12 mW/cm²・24 時間)まで検証を行った．結果は，6 J/cm²(0.07 mW/cm²・24 時間)以上の輝度およびエネルギー量を必要とした(図 4)．

次に，新規デバイスの iOLED®は 405 nm 青色光がないため，照射可能な 545 nm 緑色光を使用し，まず高輝度・短時間照射で殺菌効果の有無を検討した．

照射条件は 30 J/cm²(85 mW/cm²・6 分)，50 J/cm²(85 mW/cm²・10 分)，100 J/cm²(85 mW/cm²・20 分)，200 J/cm²(85 mW/cm²・40 分)とした．200 J/cm²で有意に殺菌効果を得ることができた(図 5)．

次に，MRSA に対して 545 nm LED で低輝度・長時間照射による ALA-PDT の殺菌効果を検証

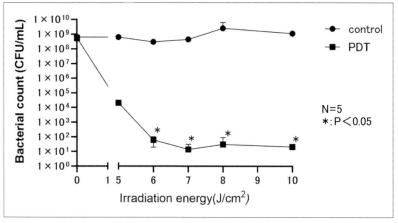

図 4. 低輝度・長時間照射 ALA-PDT（405 nm LED）を用いた MRSA に
　　対する殺菌効果

MRSA 菌液（10^6 CFU/mL）0.25 mL と ALA（0.5%）0.05 mL，EDTA-2Na
（0.005%）0.05 mL，TSB 0.15 mL を加え，培養液を作成．37℃で 4 時間，
暗所で接触させ，その後に LED を照射した．照射した菌液＋培養液を生理
食塩水にて 10 倍段階希釈法で生菌数を計測した．照射エネルギー 6 J/cm^2
以上で有意に殺菌効果を認めた．

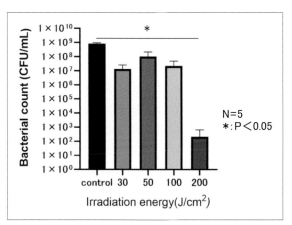

図 5. 高輝度・短時間照射 ALA-PDT（545 nm
　　LED）を用いた MRSA に対する殺菌効果

MRSA 菌液（10^6 CFU/mL）0.25 mL と ALA（0.5%）
0.05 mL，EDTA-2Na（0.005%）0.05 mL，TSB 0.15
mL を加え，培養液を作成．37℃で 4 時間，暗所で
接触させ，その後に LED を照射した．照射した菌
液＋培養液を生理食塩水にて 10 倍段階希釈法で生
菌数を計測した．照射エネルギー 200 J/cm^{2}で有意
に殺菌効果を認めた．

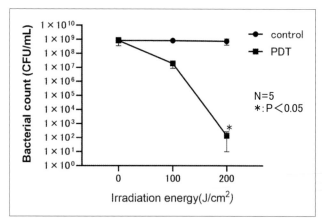

図 6. 低輝度・長時間照射 ALA-PDT（545 nm LED）を
　　用いた MRSA に対する殺菌効果

MRSA 菌液（10^6 CFU/mL）0.25 mL と ALA（0.5%）0.05
mL，EDTA-2Na（0.005%）0.05 mL，TSB 0.15 mL を加
え，培養液を作成．37℃で 4 時間，暗所で接触させ，その
後に LED を照射した．照射した菌液＋培養液を生理食塩
水にて 10 倍段階希釈法で生菌数を計測した．照射エネル
ギー 200 J/cm^{2}で有意に殺菌効果を認めた．

することとした．照射条件は，100 J/cm^2（1.2
mW/cm^2・24 時間），200 J/cm^2（2.3 mW/cm^2・24
時間）とした．殺菌効果を得るには，高輝度・短時
間照射と同じく 200 J/cm^2（2.3 mW/cm^2・24 時間）
が必要であった（図 6）．

　最後に，使用予定の光源である iOLED® を用い

た殺菌効果の有無を検討した．24 時間連続照射を
行い，コントロール群と比較し有意に殺菌効果を
認めた（図 7）．

考　察

　在宅 ALA-PDT を目的とし，iOLED® を使用し

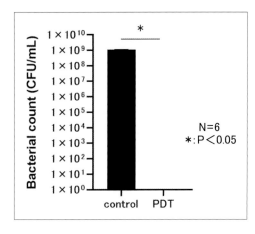

図 7.
低輝度・長時間照射 ALA-PDT（545 nm iOLED®）を用いた
MRSA に対する殺菌効果
MRSA 菌液（10^6 CFU/mL）0.25 mL と ALA（0.5%）0.05 mL,
EDTA-2Na（0.005%）0.05 mL, TSB 0.15 mL を加え,培養液を
作成.37℃で 4 時間,暗所で接触させ,その後に LED を照射し
た.照射した菌液＋培養液を生理食塩水にて 10 倍段階希釈法で
生菌数を計測した.iOLED®を用いた PDT 施行群は,コントロー
ル群と比較し有意に殺菌効果を認めた.

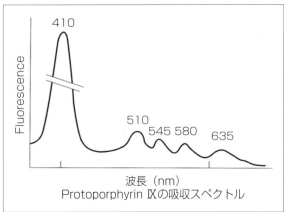

図 8. プロトポルフィリン IX（PpIX）の各波長における
惹起効率
405 nm と比較すると,545 nm の惹起効率は大きく劣る.

た光源開発を伴う研究では,従来の我々が行って
きた研究とはコンセプトが大きく異なる.これま
では,光源が据え置き型 LED であり,電源をコ
ンセントから得ていたため輝度にはあまり注目せ
ず,光に関しては,照射エネルギー量を重視し殺
菌効果を検討してきた.また,治療時間は短いほ
うがよいと考えていたので,熱傷を起こさない最
大輝度で,最短時間照射を目指していた.波長に
関しても,現在使用されている光源には様々な波
長のものがあり,PpIX の最大惹起効率波長の 410
nm の LED を容易に使用できた.今までとは異な
り在宅 ALA-PDT では,電源を電池と想定してい
るため,輝度の制約が生じ,照射時間に関しては
逆に制約がなくなった.また,波長に関しては,
特定波長しか使用できなくなった.

　今回我々は,最初に,在宅では光源（ガーゼ）の
交換を 1 日 1 回と想定し,照射時間を 24 時間に固

定し,殺菌効果のある輝度および照射エネルギー
量を検討した.波長は,従来の方法をコントロー
ルとするため 405 nm とした.結果は,MRSA に
対して 0.12 mW/cm^2・24 時間照射,総エネルギー
量 6 J/cm^2 で有意に殺菌効果を得た.従来の輝度
の 1/208 の条件でも,24 時間の長時間の照射を行
えば殺菌できることがわかった.

　次に,410 nm の波長が iOLED® にはないため,
PpIX の惹起効率から iOLED® の 545 nm の波長を
使用して,MRSA が殺菌できるのか,高輝度・短
時間照射を行った.結果は,総エネルギー量 200
J/cm^2 で,MRSA は有意に減少した.MRSA の殺
菌に必要なエネルギー量が 410 nm と比較し約 20
倍である理由は,PpIX の 410 nm と 545 nm の惹
起効率の違いによるものと考える（図 8）.

　次に MRSA に対して,545 nm の波長を使用し
て 24 時間の照射を行った場合の,輝度および照射
エネルギー量を検討したところ,2.3 mW/cm^2・
24 時間照射,総エネルギー量 200 J/cm^2 で有意に
殺菌できることがわかった.

　最後に同様の照射条件（2.3 mW/cm^2・24 時間
照射,総エネルギー量 200 J/cm^2）で光源デバイス
を iOLED® に変更し検証したところ,コントロー
ル群と比較し有意に殺菌効果を認めた.

　今回の我々の研究のような低輝度・長時間照射
による PDT の概念は,metronomic PDT（mPDT）
として 2004 年に Bisland らにより提唱されてい
る[7].その報告では,浸潤能が高く,術後残存す
る確率の高い悪性膠芽腫などの脳腫瘍に対して,
同一エネルギーでも照射パワー密度・照射時間を

変化させることで，PDT 中に発生する一重項酸素量のピークと減衰の程度が変化し，得られるPDT 効果が異なると報告している．具体的には照射パワー密度が低いと，photobleaching（光感受性物質が別の物質に変化し光照射による励起が起きず，活性酸素種が生成されない現象）が起きにくく，持続的に活性酸素種が産生されるため，結果的により多くの活性酸素種が産生され，高い殺細胞効果につながるということである[8]．我々の研究でも，同様の効果が発現していることも考えられ，低輝度の光照射は従来の方法よりも効率的な方法であるとも考えられるが，これから十分な検討が必要であると考える．

　今回の実験結果を受けて，今後はマウスを用いた動物実験を予定しているが，現在使用しているモバイルバッテリーではマウスの耐荷重量を超えており，iOLED®に搭載する電池の選定を進めているところである．また，これまでと同様に緑膿菌や，菌交代現象を考慮した MRSA と緑膿菌の混合感染についても検討していく予定としている．

文　献

1) Raab O：Ueber die Wirkung fluorzierender Stoffe auf Infusorien. *Z Biol*, **39**：524-546, 1900.

2) Hamblin MR, Hasan T：Photodynamic therapy：a new antimicrobial approach to infectious disease? *Photochem Photobiol Sci*, **3**(5)：436-450, 2004. doi：10.1039/b311900a

3) Hatakeyama T, Murayama Y, Komatsu S, et al：Efficacy of 5-aminolevulinic acid-mediated photodynamic therapy using light-emitting diodes in human colon cancer cells. *Oncol Rep*, **29**(3)：911-916, 2013. doi：10.3892/or.2013.2220

4) Morimoto K, Ozawa T, Awazu K, et al：Photodynamic therapy using systemic administration of 5-aminolevulinic acid and a 410-nm wavelength light-emitting diode for methicillin-resistant *Staphylococcus aureus*-infected ulcers in mice. *PLoS One*, **9**(8)：e105173, 2014. doi：10.1371/journal.pone.0105173

5) Katayama B, Ozawa T, Morimoto K, et al：Enhanced sterilization and healing of cutaneous pseudomonas infection using 5-aminolevulinic acid as a photosensitizer with 410-nm LED light. *J Dermatol Sci*, **90**(3)：323-331, 2018. doi：10.1016/j.jdermsci.2018.03.001

6) Shiratori M, Ozawa T, Tsuruta D, et al：Open study of photodynamic therapy for skin ulcers infected with MRSA and *Pseudomonas aeruginosa*. *Photodiagnosis Photodyn Ther*, **36**：102484, 2021. doi：10.1016/j.pdpdt.2021.102484

7) Bisland SK, Lilge L, Lin A, et al：Metronomic photodynamic therapy as a new paradigm for photodynamic therapy：Rationale and preclinical evaluation of technical feasibility for treating malignant brain tumors. *Photochem Photobiol*, **80**(1)：22-30, 2004. doi：10.1562/2004-03-05-ra-100.1

8) Yamamoto J, Yamamoto S, Hirano T, et al：Monitoring of singlet oxygen is useful for predicting the photodynamic effects in the treatment for experimental glioma. *Clin Cancer Res*, **12**(23)：7132-7139, 2006. doi：10.1158/1078-0432.ccr-06-0786

MB Derma, 319：50-57, 2022.

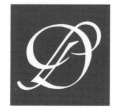

実践！皮膚瘙痒症・痒疹に対する光線療法は？

馬渕智生*

Key words：皮膚瘙痒症（pruritus cutaneous），痒疹（prurigo），痒み（itch），紫外線（ultra violet），止痒（antipruritic）

Abstract 皮膚瘙痒症や痒疹は，皮膚科医が日常的に診療している疾患である．基礎疾患や痒みの誘因によって，基礎疾患の治療，誘因の除去に加え，内服抗ヒスタミン薬，ステロイド外用薬，保湿剤，鎮痒性外用薬などを組み合わせて治療するが，しばしば治療抵抗性であり，治療に難渋することも多い．一方，PUVA 療法や NB-UVB 療法といった光線療法によって，痒みが改善することも知られている．実際，痒みを伴う疾患の 1 つであるアトピー性皮膚炎では，光線療法が治療選択肢の 1 つとなっている．アトピー性皮膚炎もしくは悪性リンパ腫に伴う痒疹以外は皮膚科光線療法の適応ではないが，治療抵抗性の皮膚瘙痒症や痒疹では治療選択肢の 1 つとなる．光線療法は皮膚科独特の治療法であり，うまく活用していきたい．

はじめに

皮膚瘙痒症や痒疹は，皮膚科医が日常的に診療している疾患である．基礎疾患や瘙痒の原因を有することがあり，原因除去が治療の基本となるが，詳細な問診，血液・尿検査や画像検査，皮膚生検で検索しても，原因を見つけられない症例も多い．原因を見つけられない症例では対症的に治療するが，しばしば治療抵抗性であり，治療に難渋することも多い．瘙痒に対する光線療法の効果が知られており，皮膚瘙痒症や痒疹は，皮膚科光線療法が適応となる疾患（表1）には含まれていないものの，難治例では光線療法も治療選択肢の1つになっている．本稿では，皮膚瘙痒症や痒疹など痒みに対する光線療法を概説する．

皮膚瘙痒症

皮膚瘙痒症とは，発疹を認めないにもかかわ

表 1. 皮膚科光線療法が適応となる疾患

- 乾癬
- 類乾癬
- 掌蹠膿疱症
- 菌状息肉症
- 悪性リンパ腫
- 慢性苔癬状粃糠疹
- 尋常性白斑
- アトピー性皮膚炎
- 円形脱毛症

ず痒みを訴える疾患である[1]．皮膚瘙痒症は汎発性皮膚瘙痒症と限局性皮膚瘙痒症とに大別され，さらに，汎発性皮膚瘙痒症は誘因によって，特発性，加齢性，症候性，妊娠性，薬剤性，心因性に，限局性皮膚瘙痒症は発症部位によって，肛囲・陰部瘙痒症，頭部瘙痒症に分類される[1]．

本稿では，特に断りがない場合，汎発性皮膚瘙痒症とは基礎疾患に伴って生じる汎発性皮膚瘙痒症（表2）を念頭に記述していく．

* Tomotaka MABUCHI，〒259-1193 伊勢原市下糟屋 143　東海大学医学部専門診療学系皮膚科学，教授

表 2. 汎発性皮膚瘙痒症を惹起する内臓疾患（文献 1 より引用）

腎疾患：慢性腎不全，血液透析
肝・胆道系疾患：原発性胆汁性胆管炎，閉塞性胆道疾患，肝硬変，慢性肝炎
内分泌・代謝疾患：甲状腺機能異常，糖尿病，妊娠，閉経後，痛風，副甲状腺機能異常
血液疾患：真性多血症，鉄欠乏性貧血，悪性リンパ腫，ヘモクロマトーシス
悪性腫瘍：悪性リンパ腫，慢性白血病，内臓悪性腫瘍
神経疾患：多発性硬化症，脳血管障害，脳腫瘍，脊髄癆，進行麻痺
精神障害・心因性：寄生虫妄想，神経症，心因性
その他：AIDS，寄生虫疾患

皮膚瘙痒症に対する光線療法

皮膚瘙痒症に対する光線療法の有効性は，1970 年代後半に Gilchrest らによって報告された[2]．重度の持続性の痒みを伴う血液透析患者に対して UVB を週 2 回，計 8 回照射したところ，10 例中 9 例で痒みが減少し，プラセボとして UVA を照射した 8 例中 2 例で痒みが減少したのと比較して，有意に痒みが減少したとの報告である[2]．また，彼らは重度の痒みを有する慢性腎不全患者 7 例に対して，身体の半面に UVB を，反対面にプラセボとして UVA を，それぞれ計 8 回照射したところ，全例で痒みが減少し，UVB 照射面と UVA 照射面で効果に差がなかったとも報告している[3]．この結果から，慢性腎不全患者の痒みに対する UVB 照射の効果には，全身性の機序が関与していると考察している[3]．

2000 年代以降は，narrowband（NB）-UVB による光線療法が主流となった．血液透析患者 10 例を含む末期腎不全患者 14 例を対象に，週 3 回，NB-UVB 照射した前向き研究報告では，痒みの VAS（visual analogue scale）スコアの平均が 8.2±1.5 から 3.6±3 に有意に減少し，VAS の平均改善率は 54.2%で，9 例（64.3%）が 50%以上の改善を示している[4]．治療効果は開始 2 週間で現れているが，有意差が示されるのは 4 週目からである[4]．50%以上の改善を示した症例のうち，6 例の経過が報告されている．1～12 か月，平均 5.3 か月の経過観察で，6 例中 2 例（33.3%）が完解を維持している一方，残り 4 例は 2 回目の光線療法が必要となっている[4]．

胆汁うっ滞性肝機能障害に伴う痒みに対しても，光線療法が有効である．原発性胆汁性胆管炎（旧称：原発性胆汁性肝硬変），原発性硬化性胆管炎，薬剤性，肝移植後の持続性胆汁うっ滞を誘因とする胆汁うっ滞性肝機能障害患者 13 例を対象とした観察研究がある[5]．平均 3 年間の観察で，13 例中 10 例が 60%以上の痒みの改善，うち 4 例は 80%以上の痒みの改善を示し，痒みの VAS スコアの平均は 8.0 から 2.0 に有意に減少している[5]．効果出現には，平均 8 週間で，26±17 回の照射を要している[5]．

血液疾患に伴う痒みに対する光線治療例として，真性多血症を対象とした報告がある[6]．10 例の真性多血症患者を対象として，痒みに対して週 3 回，NB-UVB を照射した結果，2～10 週間，平均 6 回の照射で，10 例中 8 例の痒みが完全完解し，著しい治療効果を得られている[6]．

また，基礎疾患のない特発性皮膚瘙痒症に対する NB-UVB の治療効果も先の前向き研究で示されている[4]．25 例に NB-UVB を照射し，痒みの VAS スコアの平均が 7.1±2.3 から 2.3±2.8 に有意に減少，VAS の平均改善率は 67.9%で，17 例（68.0%）が 50%以上の改善を示している[4]．治療効果の有意差は開始 2 週間から示されており[4]，同じ研究における末期腎不全患者の痒みへの治療と比較して，治療効果がやや高く，効果出現もやや早いようである．50%以上の改善を示した 17 例のうち，13 例の経過も報告されている．1～12 か月，平均 5.9 か月の経過観察で，13 例中 8 例（61.5%）が完解を維持している一方，残り 5 例は平均 3.2 か月で痒みが再燃している[4]．

日本皮膚科学会では皮膚瘙痒症診療ガイドラインを 2012 年に作成し，2020 年に改訂している[1]．同ガイドラインでは，紫外線が保険適用外の治療であることを記したうえで，UVB は推奨度 B，

NB-UVB, PUVA, エキシマライトは推奨度C1 としている[1]. 推奨度Bとは「行うよう勧められる」治療, 推奨度C1とは「行うことを考慮してもよいが, 十分な根拠がない」治療となる. そして, 同ガイドラインでは, 皮膚瘙痒症は原因ごとに治療の有用性が異なってくる可能性があること, 治療効果判定が患者本人の主観に頼らざるを得ないこと, 外用治療アドヒアランスの問題があることから, 光線療法のように定期的な通院によって行われる治療の有用性が示されやすく, その有用性は少し割り引いて考えねばならないかもしれないと指摘している[1].

痒 疹

痒疹とは, 強い痒みを伴う孤立性の丘疹または結節を主徴とする反応性皮膚疾患である[7]. 腎不全, 肝障害, 悪性腫瘍など種々の基礎疾患を背景として発症することも多いが, その発症機序には不明な点が多い[7]. 痒疹は, 臨床症状に基づいて結節性痒疹と多形慢性痒疹とに分類される[7]. 結節性痒疹は, 暗褐色で角化性の硬い結節が四肢伸側に多発, 強い痒みを伴い, 慢性に経過する[7]. 多形慢性痒疹は, 側腹部, 殿部, 大腿外側に好発し, 痒みの強い蕁麻疹様丘疹で始まり, やがて常色から淡褐色の充実性丘疹となり, しばしば集簇, 融合し苔癬化する[7]. 慢性に経過し, 消長を繰り返す. 高齢者に多い[7]. 結節性痒疹も多形慢性痒疹もいずれも誘因は様々であるが, 誘因を特定できないことも多い. このうち, 悪性リンパ腫に伴う痒疹やアトピー性皮膚炎に伴う痒疹は, 前述(表1)のように皮膚科光線療法が適応となる.

本稿では, 誘因を特定できない痒疹および誘因に対する治療を行ったものの治療抵抗性の痒疹を念頭に記述していく.

痒疹に対する光線療法

痒疹に対する光線療法の有効性も, 1970年代後半から報告されている[8]. Bath PUVA療法を15例の結節性痒疹患者に施行し, 平均3週間の照射

で, 8例が60〜90%の改善を, 7例が30〜60%の改善を得られ, その後の維持療法で, 4例が90〜100%の改善を, 9例が60〜90%の改善を, 2例が30〜60%の改善を維持している[8].

その後もbath PUVA療法の痒疹への治療効果が数多く報告されてきたが, 2000年代に入り, UVA 1やNB-UVB療法の治療効果も報告されるようになった. 亜急性痒疹患者33例を無作為に3群に割り付け, 9例にbath PUVA, 11例にUVA 1, 13例にNB-UVBを照射した群間比較試験も報告されている[9]. 4週間の治療で, いずれの照射群でも臨床症状の有意な改善が示されている[9]. その改善率を比較すると, bath PUVAとUVA 1がNB-UVBよりも有意に改善するとの結果であった[9]. NB-UVBの治療効果については, ステロイド外用治療に抵抗性の結節性痒疹患者10例に対して, 週1回, NB-UVBを照射し, 全例が著明に改善したとの本邦からの報告がある[10]. また, こちらも本邦から, ステロイド外用治療に抵抗性の多形慢性痒疹患者22例のまとめも報告されている[11]. 週2〜5回, 平均週2.5回のNB-UVB照射で, 約1か月で皮疹, 瘙痒感の改善を認め, 約2か月で照射を終了でき, 少なくとも6か月以上はステロイド外用, 抗ヒスタミン薬内服のみでコントロール可能であった[11].

エキシマライトについては, bath PUVAとの併用による上乗せ効果が報告されている[12]. 22例の結節性痒疹患者を無作為に11例ずつ2群に割り付け, 一方はbath PUVA単独照射, もう一方はbath PUVAに308 nmエキシマライトを併用した結果, エキシマライト併用群ではUVA照射量を30%減少できた[12]. エキシマライトはターゲット型照射機器であり, 1回あたりの照射面積が限られてしまう. 単独での全身照射治療よりも, 難治部位への併用療法として用いられる.

また, 従来のUVB療法およびNB-UVB療法が無効であった治療抵抗性の全身性結節性痒疹に対して, NB-UVBを照射した後に粗コールタールおよびステロイド外用薬での密封療法を加えるゲッ

ケルマン療法の変法を施行し，良好な治療効果を得られたとの報告もある[13]．

痒疹についても，日本皮膚科学会が診療ガイドラインを 2012 年に作成し，2020 年に改訂している[7]．同ガイドラインでは，保険適用外であることを明記したうえで，紫外線療法を推奨度 C1 とし，治療アルゴリズムでは併用療法に位置づけている[7]．

皮膚瘙痒症や痒疹に対する光線療法

皮膚瘙痒症や痒疹に対する光線療法のプロトコールはいまだ定まっていない．光線療法の歴史が長く，治療経験が豊富な乾癬の光線療法プロトコールに準じて行われることが多い．すなわち，NB-UVB 療法であれば，最小紅斑量（minimal erythema dose；MED）の 50% で初回照射した後，紅斑を生じなければ 20% ずつ増量，淡い紅斑が生じた場合は同量，境界明瞭な紅斑が生じた場合は 1 回休止してから同量で再開，痛みを伴う紅斑，浮腫性紅斑，水疱を生じた場合は症状がなくなるまで休止した後，50% 減量して再開するという方法である[14]．しかしながら，光線療法は痒みを改善させるが，照射量が強すぎると逆に痒みを生じさせてしまうという一面も持ち合わせている．そのため，アトピー性皮膚炎の治療プロトコールを参考にして施行するのがよいかもしれない．すなわち，NB-UVB 療法であれば，MED の 20～50% 程度での照射を継続し，効果の減弱で少量の増量を行うという方法である[14]．なお，アトピー性皮膚炎や乾癬ではシクロスポリン内服治療を行うことがあるが，併用すると有棘細胞癌の発生頻度が高まるため，特に PUVA 療法では併用すべきではない．また，アトピー性皮膚炎治療薬であるタクロリムス外用との併用は禁忌である．

皮膚瘙痒症の誘因の 1 つに加齢がある（加齢性皮膚瘙痒症）[1]．多形慢性痒疹も高齢者に好発し[7]，しばしば高齢者が治療対象となる．20～40 歳（平均 32.75 歳）の若年者 20 名と 70 歳以上（平均 76.35 歳）の高齢者 20 名を対象に，NB-UVB 照射時の MED を比較した報告がある[15]．MED には年齢差がなかったものの，若年者と比較して高齢者では，NB-UVB 照射 48 時間後の紅斑が有意に，より強く残っていたとの報告である[15]．そのため，高齢者に NB-UVB 治療を行う際には，照射量はより慎重に増量すべきと提案されている[15]．

痒疹に対する光線治療例

皮膚瘙痒症や多形慢性痒疹に対しての光線療法として，当科では NB-UVB で治療している．MED を測定した症例では MED の 50% から，MED を測定しない症例では 0.3 J/cm² から照射を開始し，週 1～2 回の通院治療で，当初は 20% ずつ，照射量が増えてきたら 10% ずつ増量していく．紅斑や刺激感を生じたときは増量せず，同量もしくは前回の照射量に減量して照射する．0.6～0.8 J/cm² を維持量として，症状が改善した後は，月 1～2 回程度の通院治療で維持治療を行っている．

痒疹に対する当科での光線治療例を示す．

＜症例1＞80 歳代，男性

既往歴：前立腺癌，大腸癌，虫垂炎

現病歴：70 歳代後半に発症し，他院皮膚科でステロイド外用治療されるも改善しないため，当科を受診した．

現　症：上背部と腰部に，境界明瞭で浸潤を伴う暗赤色から茶褐色の丘疹が多発，一部は集簇し局面を呈していた（図 1-a）．痒みを伴い，特に夜間に痒みが増強していた．

検査所見：血液検査では可溶性 IL-2 レセプターが 495 U/mL と軽度高値であった．病理組織学的に悪性リンパ腫を否定した．

治療および経過（図 1-b）：多形慢性痒疹と診断した．治療抵抗性であり，検討のうえ，NB-UVB での治療を開始し，ベタメタゾン酪酸エステルプロピオン酸エステル軟膏外用，ルパタジンフマル酸塩錠，ヒドロキシジン塩酸塩カプセル内服を併用した．痒みの訴えが強かったため，NB-UVB を 0.4 J/cm² から照射開始し，週 2 回の通院治療で

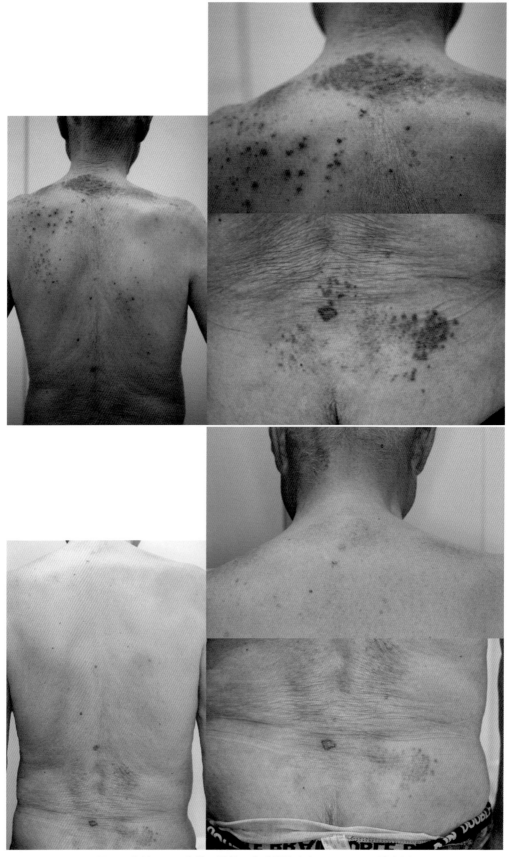

図 1. 症例 1：80 歳代，男性．多形慢性痒疹の NB-UVB 治療例
　　　a：治療開始前
　　　b：治療 3 か月後

$\dfrac{a}{b}$

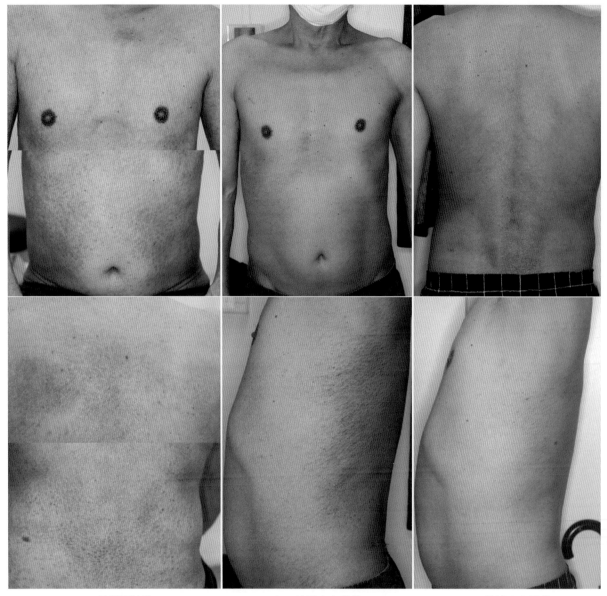

a．治療開始前　　　　　　　　　b．治療4か月後　　　　　　　c．治療7か月後

図2．症例2：60歳代，男性．亜急性痒疹のNB-UVB治療例

20％もしくは10％ずつ0.70 J/cm²まで増量して
照射した．照射10回で痒みが改善した．その後，
狭心症を発症し，他院でのカテーテル治療のため
光線療法を中断したが，0.56 J/cm²に減量して再
開，0.60 J/cm²，0.66 J/cm²と増量，維持量とし
て週1～2回の頻度で照射を継続している．

＜症例2＞60歳代，男性

　現病歴：60歳代後半に発症し，他院皮膚科でス
テロイド外用，抗ヒスタミン薬内服およびプレド
ニゾロン20 mg/day内服治療されるも改善しな

いため，当科を受診した．

　現　症：体幹，四肢に，5～10 mm大，境界は
明瞭，茶褐色で扁平に隆起した小局面が多発して
いた(図2-a)．痒みが強く，夜間覚醒がみられた．

　検査所見：CT検査で内臓悪性腫瘍を疑う所見
なし．血液検査でCEA 5.8 ng/mLと軽度高値で
あったため，消化器内科に依頼して上部消化管内
視鏡検査を施行されたが，内臓悪性腫瘍を疑う所
見は認められなかった．病理組織学的所見は，真
皮上層の血管周囲性の炎症細胞浸潤であった．

治療および経過(図2-b, c)：亜急性痒疹と診断した．治療抵抗性であり，検討のうえ，NB-UVBでの治療を開始し，ベタメタゾン酪酸エステルプロピオン酸エステル軟膏外用，ベポタスチンベシル酸塩錠およびヒドロキシジン塩酸塩カプセル内服を併用した．NB-UVBを $0.3\,J/cm^2$ から照射開始し，週1回の通院治療で20％もしくは10％ずつ増量して照射した．照射5回で痒みが改善し，ヒドロキシジン塩酸塩カプセル内服は終了した．$0.72\,J/cm^2$ を維持量として，照射3か月で小康状態となったため，照射間隔の延長を提案したが，本人の強い希望で週1回の照射を継続した．その後，照射6か月目からは隔週での照射とし，それに伴って維持照射量を $0.63\,J/cm^2$ に減量した．

光線療法の痒みに対する作用

光線療法の痒みに対する作用機序については，いまだ不明な点が多いが，これまでの知見を簡単にまとめる．痒み刺激は皮膚に分布する知覚神経で感知され，脊髄を伝わって大脳に伝達される[16]．ドライスキンの痒みの原因として神経線維（C線維）の表皮内侵入と表皮内神経伸長があり[1]，アトピー性皮膚炎患者の皮膚でも観察されているが[16]，痒みを伴うアトピー性皮膚炎，貨幣状湿疹，乾癬患者への光線療法によって，痒みの改善とともに，表皮内および表皮下の神経線維が減少することが示されている[17]．神経ペプチドであるサブスタンスPとその受容体NK1Rも痒みに関与しているが，NB-UVB照射によって表皮内のNK1Rが増加することでサブスタンスPが迅速にとらえられ，痒みと炎症が抑制される[16]．これらは末梢性の痒み抑制機序であるが，中枢性の痒みに関与している内因性オピオイドへの作用も報告されている．内因性オピオイドである β-エンドルフィンは μ 受容体に結合して痒みを誘発し（μ-オピオイド系），反対に，ダイノルフィンは κ 受容体に結合して痒みを抑制する（κ-オピオイド系）[18]．痒みを伴うアトピー性皮膚炎患者への内服PUVA療法によって，痒みの改善とともに，μ-オピオイド系の抑制と κ-オピオイド系の回復が報告されている[18]．

おわりに

皮膚瘙痒症や痒疹は皮膚科医が日常的に診療している疾患であるが，基礎疾患を有する症例では，それぞれの診療科で治療されていることも多い．光線療法は皮膚科独特の治療法であり，うまく活用することで，皮膚科医の存在意義を示すことができる．痒みに対しても有用な治療法の1つであり，皮膚瘙痒症や痒疹への皮膚科光線療法の適応がないことには十分に留意したうえで，治療選択肢の1つとして光線療法を活用されたい．

文　献

1) 佐藤貴浩，横関博雄，室田浩之ほか：皮膚瘙痒症診療ガイドライン 2020．日皮会誌，**130**：1589-1606，2020．
2) Gilchrest BA, Rowe JW, Brown RS, et al：Relief of uremic pruritus with ultraviolet phototherapy. *N Engl J Med*, **297**：136-138, 1977.
3) Gilchrest BA, Rowe JW, Brown RS, et al：Relief of uremic pruritus with ultraviolet phototherapy. *Ann Intern Med*, **91**：17-21, 1979.
4) Seckin D, Demircay Z, Akin O：Generalized pruritus treated with narrowband UVB. *Int J Dermatol*, **46**：367-370, 2007.
5) Decock S, Roelandts R, Van Steenbergen W, et al：Cholestasis-induced pruritus treated with ultraviolet B phototherapy：an observational case series study. *J Hepatol*, **57**：637-641, 2012.
6) Baldo A, Sammarco E, Plaitano R, et al：Narrowband（TL-01）ultraviolet B phototherapy for pruritus in polycythaemia vera. *Br J Dermatol*, **147**：979-981, 2002.
7) 佐藤貴浩，横関博雄，室田浩之ほか：痒疹診療ガイドライン 2020．日皮会誌，**130**：1607-1626，2020．
8) Väätainen N, Hannuksela M, Karvonen J：Local photochemotherapy in nodular prurigo. *Acta Derm Venereol*, **59**：544-547, 1979.
9) Gambichler T, Hyun J, Sommer A, et al：A ran-

domised controlled trial on photo (chemo) thera-py of subacute prurigo. *Clin Exp Dermatol*, **31** : 348-353, 2006.

10) Tamagawa-Mineoka R, Katoh N, Ueda E, et al : Narrow-band ultraviolet B phototherapy in patients with recalcitrant nodular prurigo. *J Dermatol*, **34** : 691-695, 2007.

11) 西原克彦, 白石 研, 藤山幹子ほか：多形慢性痒疹に対するナローバンドUVB療法. 臨皮, **73** : 105-108, 2019.

12) Hammes S, Hermann J, Roos S, et al : UVB 308-nm excimer light and bath PUVA : combination therapy is very effective in the treatment of prurigo nodularis. *J Eur Acad Dermatol Venereol*, **25** : 799-803, 2011.

13) Sorenson E, Levin E, Koo J, et al : Successful use of a modified Goeckerman regimen in the treatment of generalized prurigo nodularis. *J Am Acad Dermatol*, **72** : e40-e42, 2015.

14) 森田明理：光線療法. 皮膚疾患診療実践ガイド第2版（宮地良樹ほか編）, 文光堂, pp.198-204, 2009.

15) Gloor M, Scherotzke A : Age dependence of ultraviolet light-induced erythema following narrow-band UVB exposure. *Photodermatol Photoimmunol Photomed*, **18** : 121-126, 2002.

16) Legat FJ : Is there still a role for UV therapy in itch treatment? *Exp Dermatol*, **28** : 1432-1438, 2019.

17) Wallengren J, Sundler F : Phototherapy reduces the number of epidermal and CGRP-positive dermal nerve fibres. *Acta Derm Venereol*, **84** : 111-115, 2004.

18) Tominaga M, Ogawa H, Takamori K : Possible Roles of Epidermal Opioid Systems in Pruritus of Atopic Dermatitis. *J Invest Dermatol*, **127** : 2228-2235, 2007.

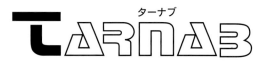

ターナブ

TARNAB

認証番号：223AGBZX00081000

ターゲット照射型ナローバンドＵＶＢ
UV治療器

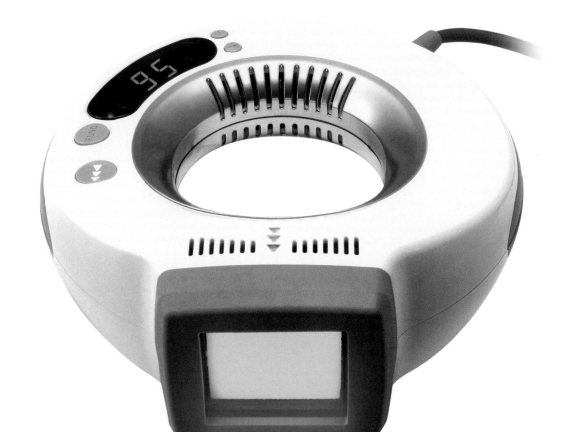

TARGETED NARROW BAND UVB

TARNABはナローバンドUVB照射により皮膚疾患の治療を行う
ハンディタイプのターゲット照射型UV治療器です。

- ◎ 高輝度平面発光ランプにより均一照射が可能
- ◎ 312nm±1nmターゲット照射型
  ナローバンドＵＶＢ治療器
- ◎ 円形デザインを採用し手首の負担を軽減

- ◎ ハンディサイズ・省スペースで
  持ち運びも容易
- ◎ 環境に優しい水銀レスのランプを開発
- ◎ ワンタッチで容易にＭＥＤ判定が可能

お問い合わせ先　http://www.inforward.co.jp/tarnab/　　　　製造販売元

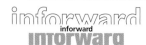
inforward

株式会社インフォワード
〒150-0013 東京都渋谷区恵比寿1-11-2 佐藤実業恵比寿ビル5F
TEL：03-5447-6411 / FAX：03-3449-7153 / e-mail：tarnab@inforward.co.jp

◎ 澁谷工業株式会社

MB Derma, 319：59-65, 2022.

◆特集／実践！皮膚疾患への光線療法―総集編―

実践！乾癬に対するこれからの光線療法は？

徳山道生*　　馬渕智生**

Key words：乾癬(psoriasis)，光線療法(phototherapy)，PUVA，ナローバンド UVB(narrow-band UVB)，エキシマライト(excimer light)

Abstract　乾癬治療においては，長らく PUVA 療法が活用された後，ナローバンド UVB 療法が普及，さらに，ターゲット型 UVB 療法が実用化されるなど，光線療法の選択肢がますます広がっている．外用療法，内服療法，光線療法，生物学的製剤と様々な治療選択肢があるなかで，併存疾患や患者背景など個々の症例に応じて治療を考えていく必要があり，外用療法や内服療法に併用できることや，比較的安価で効果が高く，安全性も高いことから，光線療法は乾癬治療において重要な役割を担っている．PUVA 療法ガイドラインが 2016 年に改訂，乾癬の光線療法ガイドラインとして発表されており，安全かつ有効的に施行することができる．本稿では，光線療法の歴史，作用機序，これからの位置づけについて，実際の症例を加えて解説する．

はじめに

　乾癬における光線療法は PUVA 療法から始まり，その後，ブロードバンド UVB，ナローバンド UVB，ターゲット型 UVB が開発され，実臨床において重要な役割を担っている．乾癬における光線療法の歴史，位置づけ，種類などにつき概説する．

紫外線の基本的な知識

　紫外線は，波長の短い側から 290 nm 以下の短波長紫外線(UVC)，290～320 nm の中波長紫外線(UVB)，320～400 nm の長波長紫外線(UVA)に分類される．波長が短いほど皮膚透過性は小さいが，エネルギーは大きい．UVC は皮表にのみ作用し，細胞毒性が強いため，主に殺菌灯として用いられる．

　光は，皮膚において反射，散乱，吸収されるた

め，透過する光の量は，皮膚表面の性状，角層の厚さ，角層の水分含有量，ケラトヒアリン顆粒やメラニン顆粒の量などに左右される．UVB は皮膚の表皮から真皮上層までしか到達しないが，UVA は真皮深層まで到達可能である．UVB は，UVC に比べ DNA の吸収は少ないが，表皮の基底細胞層には届き，DNA 傷害を引き起こし，シクロブタン型ピリミジンダイマーや(6-4)光生成物などの DNA 傷害を生じる．UVA は UVB に比べ，生物学的効果が 1/1,000 ほどの違いがあるといわれているが，大量の照射ではむしろ，活性酸素による傷害が生じ，8-hydroxydeoxyguanosine (8-OHdG)という DNA 傷害も引き起こすので，UVA も発癌や光老化に関与することが明らかとなっている[1)2)]．

光線療法の歴史とこれから

　本邦では，1975 年に名古屋市立大学皮膚科によって，外用 PUVA(ソラレン＋UVA)が，世界に先駆けてスタートされた．その後，PUVA 療法における発癌性などの問題を解決するため，乾癬

* Michio TOKUYAMA，〒259-1193 伊勢原市下糟屋 143　東海大学医学部専門診療学系皮膚科学，助教
** Tomotaka MABUCHI，同，教授

表 1. PUVA 療法のプロトコール（文献 3 より引用）

	内服 PUVA	外用 PUVA	PUVA バス
ソラレン	メトキサレン 0.6 mg/kg の内服	0.3％メトキサレン軟膏またはローションを顔面・陰部を除く皮疹部に外用	メトキサレン 0.0001％になるように 37〜40℃の温水に混和後, 15 分間入浴
UVA 照射のタイミング	内服 2 時間後に照射	外用直後から 2 時間以内に照射	入浴後, 直ちに照射（10 分以内が望ましい）
初回 UVA 照射量	最少光毒量（MPD）の 1/2〜2/3	MPD の 1/2〜2/3	0.2 J/cm²
初回以降の増量方法	皮疹の改善度, 副作用の有無を確かめながら 20％ずつ増量	皮疹の改善度, 副作用の有無を確かめながら 20％ずつ増量	② 0.5, ③ 0.8, ④ 1.1, ⑤ 1.5, ⑥ 1.9, ⑦ 2.3, ⑧ 2.8, ⑨ 3.3, ⑩ 4.0
最大照射量	1 MPD または 10 J/cm²	3 MPD	4.0〜5.0 J/cm²
寛解導入時の治療回数	3 回/週	3 回/週	3〜5 回/週
照射当日	日光には当たらない. 常時サングラスをかける. テレビをみない. 読書・編み物など眼の酷使をしない	日光には当たらない. 遮光が必要	照射後 2 時間以降であれば, 制限なし
照射翌日	なるべく日光には当たらない. 外出時には, サングラスをかける. 紫外線カットの衣類を着用	なるべく日光には当たらない	通常の生活
照射 3 日目	通常の生活	通常の生活	通常の生活

皮疹に対して複数の波長を照射し，その効果と紅斑反応から 311〜313 nm の優位性が明らかとなり，ナローバンド UVB が開発され，2002 年に国産照射器が上市された．ナローバンド UVB は，通常の UVB（ブロードバンド UVB）と違い，ピークだけでなくほとんどが 311〜312 nm に分布する非常に幅の狭い波長であり，過剰な紅斑反応を起こしにくい．フィリップス社製の TL01 のランプが用いられる．PUVA 療法と違い前処置などが不要なことから，病院のみならずクリニックなどでも広く普及している．2008 年には，ナローバンド UVB から 3 nm 短波長側に波長のピークをずらした 308 nm エキシマライトが登場し，局所的な照射方法，ターゲット型 UVB 療法として普及した．これにより，ナローバンド UVB で課題であった，無疹部への照射による不必要な光老化や発癌のリスクが軽減された．今後は，波長をコントロールしやすい深紫外線 LED の開発とともに，UV-LED 照射機器が登場することも予想されており，また，本邦での在宅光線療法も開発段階となっている．在宅光線療法が実用化されれば，頻回に医療機関に受診することが困難な働く世代や高齢者にとって，治療選択肢が広がることが期待される[1].

紫外線治療の基本メカニズム

紫外線療法の作用機序として，① サイトカイン・ケモカインなどの液性因子への影響，② 接着分子などの細胞表面の分子の発現変化，③ 病因となる細胞のアポトーシス誘導，④ 制御性 T 細胞（regulatory T cells：Treg）の誘導などが考えられる．このなかでも ③ の機序は重要であり，T 細胞が真皮に浸潤する乾癬では，紫外線療法によって，浸潤する T 細胞がアポトーシスに陥るため，病変が改善することが明らかとなっている[3]. ④ の制御性 T 細胞の誘導は，紫外線療法の比較的長期の寛解期間につながることが推定される[3].

光線療法の種類

光線療法は主に PUVA 療法，ナローバンド UVB 療法，ターゲット型 UVB 療法に分けられる．それぞれのプロトコールを表 1，2 に示す．

1. PUVA 療法

PUVA 療法は，内服・外用・PUVA バスの 3 種類の方法で行われる．内服では，ソラレン（メトキサレン）錠を内服し，光線感受性がピークとなる 2 時間後に UVA の照射を行う．外用は，皮疹部の

表 2. UVB 療法のプロトコール（文献 3 より引用）

	ナローバンド UVB	ターゲット型 UVB
初回 UVB 照射量	最小紅斑量（MED）の 1/2 もしくは，0.3〜0.5 J/cm²	1 MED
初回以降の増量方法	20％ずつ増量もしくは，0.05〜0.1 J/cm²の増量	20％ずつ増量もしくは，0.1 J/cm²の増量
最大照射量	海外では 4 MED 日本では 2 MED（1.5 J/cm²程度）	海外では 4 MED 日本では 2 MED（1.5 J/cm²程度）
寛解導入時の治療回数	1〜3 回/週	1〜3 回/週

みにソラレンの外用を行う方法で，照射直前から 2 時間前に，皮疹部に塗布する．塗布部位は，内服と同じように遮光が必要であり，これを十分守らなければ，過剰な紅斑反応や水疱を生じるため，露出部では水で洗い流してから帰宅する．PUVA バス療法では，ソラレンを混入した浴槽に入浴後，直ちに照射を行う．数時間後には，ほぼソラレンの作用がなくなるため，遮光などの日常生活の制限がほとんどない[3]．

2．ナローバンド UVB 療法

ナローバンド UVB は，ピークだけでなくほとんどが 311〜312 nm 付近に分布する放射帯域幅の非常に狭い光源（狭帯域（ナローバンド）発光光源）であり，TL01 ランプ（フィリップス社製）が用いられる．ナローバンド UVB の照射方法には，①最小紅斑量（minimal erythema dose；MED）を基準とした照射方法，②スキンタイプを基準とした方法，③初回照射量・増量幅も一定とした方法がある．本邦では，①もしくは③で治療されることが多い．乾癬では，どの施設でも同様に効果が得られやすいスタンダードレジメンといわれる，MED を基準とした代表的な照射治療が推奨される[1]．照射に際し MED を測定し，初回照射量を MED の 50％とし，2 回目以降は 20％ずつ照射量を増量する．しかし，通院の都合により MED の測定が困難な場合は，初回は 0.3 J/cm²で開始し，2 回目以降は 20％ずつ照射量を増量する方法もある[4]．

3．ターゲット型 UVB 療法

a）308 nm エキシマライト

エキシマ（excimer）とは，excited dimmer（励起二量体）からの造語で，励起二量体からの発光がエキシマ発光と呼ばれる．エキシマライト療法には，誘電体バリア放電エキシマランプが用いら

れ，封入するエキシマガスの励起により各種の波長を放射することができるが，医療への光放射の応用としては，308 nm をピークとする，XeCl が用いられている．エキシマライトには，308 nm よりも短波長側の紫外線が含まれるので，ナローバンド UVB に比べると紅斑反応を惹起しやすい．照射機器にもよるが，ナローバンド UVB に比べ，MED が 1/2〜1/5 程度になる．

b）312 nm ターゲット・フラットタイプ・ナローバンド UVB

TARNAB（ターナブ）は，従来型の TL01 ライトとは異なる新たな蛍光体（$YAl_3(BO_3)_4 : Gd$）を用いた平面発光ライトであり，波長特性は，ピーク波長が 312 nm であり，波長幅が非常に短いことである[1]．従来のナローバンド UVB 光源に比べ，薄型で均一にターゲット照射を可能にする光源であり，高出力・小型・軽量であることが特徴である[1]．また，スタートアップ（起動時間）が早く，発熱量が少なく，水銀フリーで環境にも配慮したデバイスである[1]．持ち運び可能なため，往診などに持参することで，遠隔地でのナローバンド UVB 治療が可能となるであろう．また，付属の MED アタッチメントを装着することにより，MED 測定（簡易）が可能となっている[1]．

乾癬治療における光線療法の位置づけ

乾癬の患者には虚血性心疾患，動脈硬化などの心血管病変，肥満，糖尿病，高血圧などのメタボリック症候群やうつ病が合併することが報告されている．乾癬の治療を選択するにあたっては，これらの合併症，併存症はもちろんのこと，年齢，性別，妊娠希望の有無，臨床病型，皮疹の分布と程度，悪性腫瘍，結核，肝炎などの既往歴，経済

表 3. 乾癬の光線療法の絶対禁忌・相対禁忌（文献 3 より引用）

---

1. **絶対禁忌**
   1) 皮膚悪性腫瘍の合併あるいは既往歴のある者
   2) 高発癌リスクのある者（dysplastic nevus syndrome，色素性乾皮症，過去に砒素の内服や接触歴，放射線（電子線・X 線）照射歴のある者など）
   3) 顕著な光線過敏を有する者（色素性乾皮症などの遺伝性光線過敏症，白皮症，ポルフィリン症，光線過敏性膠原病など）

   【内服 PUVA の場合】
   4) 妊娠中あるいは授乳中の女性
   5) シクロスポリンやメトトレキサート治療中またはその既往がある場合

2. **相対禁忌（避けたほうが良い症例，実施の際には厳重な経過観察が必要）**
   1) 光線過敏がある場合，光線過敏性を有する薬剤，免疫抑制薬を服用中の者
   2) 白内障，光線増悪性自己免疫性水疱症（天疱瘡，類天疱瘡など），重篤な肝・腎障害を合併する者（ただし内服 PUVA）
   3) ソラレン過敏症，日光照射・PUVA 治療で乾癬の症状が悪化した既往を持つ者
   4) 10 歳未満の者（ターゲット型 UVB 療法は除く）

的背景や，生物学的製剤の高額医療費負担，通院条件などを考慮する必要がある[5]．乾癬の治療選択においては，飯塚が提唱した，乾癬治療のピラミッド計画[6]が重要である．ピラミッドの土台となる外用療法は，軽症例から重症例までのすべての患者が対象となる．レチノイドやアプレミラストは光線療法との相性がよく，相乗効果も認められる．シクロスポリンやメトトレキサートは，免疫抑制により発癌のリスクを高めるため，光線療法とは基本的には併用せず，PUVA 療法では禁忌である．また，過去に高度の光線療法を施行した既往のある症例には使用しにくい．光線療法や内服療法でも難治な症例に生物学的製剤が使用される．光線療法は週1〜2回程度の通院が可能であれば，費用面，安全面を考慮すると優れた治療法である．

光線療法ガイドライン

本邦では，2000 年に乾癬の PUVA 療法ガイドライン（日本乾癬学会 PUVA 療法ガイドライン）が発表され，2016 年に PUVA 療法のみならず，ナローバンド UVB やエキシマライトなどの新たな治療方法を加えた，日本乾癬学会光線療法ガイドライン作成委員会による乾癬の光線療法ガイドラインが策定された[3]．海外においても光線療法のガイドラインが策定されており，メカニズム，有用性，照射方法，副作用，併用療法などが詳述されている[7]〜[9]．光線療法は，安全性を含め費用対効果も高く，乾癬治療の大きな基軸である．ガ

イドラインに記載されている，絶対禁忌，相対禁忌を表3に示す．ここでは，ガイドラインに記載されている照射回数や最大照射量，外用薬や内服薬，生物学的製剤との併用療法，妊婦や小児への注意点などを取り上げる．また，ガイドラインに記載されていないが，アプレミラストとの併用についても述べる．

1．光線療法の回数制限，維持療法，照射回数，最大照射量設定

外用 PUVA 療法では，400 回（総照射量：1,000 J/cm^2）までとする[3]．400 回以上で，ボーエン病，日光角化症，基底細胞癌の発症リスクがあるため，400 回を超える場合は，できる限りナローバンド UVB を含め，その他の乾癬治療に切り換える．ナローバンド UVB は，回数制限をする根拠はないが，動物実験では明らかな発癌性があり，無制限に照射できるわけではない．維持療法を行うことで継続的な効果が維持できるが，無制限の照射はせず，一定期間ごとに治療の見直しか，寛解となった時点で照射を一時中止することが必要である．光線療法の十分な効果を得るには，週2回以上の照射が必要である．入院であれば，照射は週に3〜5回を行い，皮疹が寛解した時点で終了する．照射間隔が延びた場合は，照射量の減量を行う．最大照射量は，内服 PUVA では，1（minimal phototoxic dose：最小光毒照射量）MPD または 10 J/cm^2，外用 PUVA では 3 MPD，PUVA バスでは4.0〜5.0 J/cm^2である．ナローバンドUVB

では，海外では 4 MED を最大とすることが多いが，本邦では 2 MED もしくは，おおむね 1.5 J/cm^2 を最大照射量とすることが，ガイドラインで推奨されている[3]．

2．光線療法と活性型ビタミン D$_3$外用薬の併用

乾癬治療において，光線療法に活性型ビタミン D$_3$外用療法を併用することで，PUVA，ナローバンド UVB とも相乗的効果が期待される．また，総照射量を減らすことができる[3]．活性型ビタミン D$_3$外用のタイミングは紫外線照射前後において，有効性に影響を与えるものではない[10]．

3．光線療法とレチノイド内服治療の併用

光線療法とレチノイドの併用は，光線療法単独よりも有効性が高く，レチノイドの副作用が懸念される症例でなければ，安全性に注意しながら併用することが推奨される．

4．光線療法とアプレミラスト内服治療の併用

ガイドラインには未記載であるが，光線療法とアプレミラスト内服治療の併用の有用性が報告されている[11][12]．光線療法とアプレミラスト内服治療の併用の方法については，光線療法からアプレミラスト内服治療へスイッチする方法，光線療法にアプレミラスト内服治療を追加する方法，アプレミラスト内服治療に光線療法を追加する方法，光線療法とアプレミラスト内服治療を初回から同時に併用する方法がある[13]．

5．光線療法と生物学的製剤との併用

ナローバンド UVB とウステキヌマブの併用による有効性について，ナローバンド UVB を併用した照射部位のほうが，非照射部位に比較して有意な皮疹の改善傾向が認められている[14]．しかし，光線療法と生物学的製剤との併用について，有用性を示す根拠は限定的であり，リスク・ベネフィットを勘案して短期にとどめておくべきである．もしくは，局所照射としてのターゲット型光線療法にとどめるべきである．

6．妊婦に対する光線療法の安全性

PUVA では，メトキサレンは妊娠中の使用に関する安全性は確立していないので，妊婦または妊娠している可能性のある女性には，治療上の有益性が危険性を上まわると判断される場合にのみ使用することと，オクソラレン®添付文書に記載されている．ナローバンド UVB では，妊婦で禁忌ではなく，全身療法を必要とする尋常性乾癬や滴状乾癬では第一選択となり得る．ブロードバンド UVB やナローバンド UVB では催奇形性は生じない[3]．

7．小児に対する光線療法

10 歳以上の，外用の治療効果が乏しい，中等度以上の症例には行ってもよい[9]が，現在のところ，長期的な安全性について確立されていないので，保護者への十分な説明のうえで，必要な部位に限って行う．

症例供覧

＜症例1＞67 歳，男性

既往歴：胃癌，慢性腎臓病

現病歴：5 年前より体幹，四肢に鱗屑を伴う紅斑が出現．近医にてステロイド軟膏と活性型ビタミン D$_3$軟膏の混合薬外用を行ったものの皮疹の拡大があり，当院受診となった．

治 療：ステロイド軟膏と活性型ビタミン D$_3$軟膏の混合薬外用を継続のうえ，ナローバンド UVB 療法を 0.3 J/cm^2 から週 2 回照射で開始した（図 1-a）．10～20％ずつ増量し，週 2 回，計 7 回，計 2.96 J/cm^2 照射し，皮疹は徐々に改善した（図 1-b）．現在は 0.74 J/cm^2 まで漸増し，週 2 回照射を継続している．

＜症例2＞52 歳，男性

既往歴：なし

現病歴：1 年前頃より指趾の爪の肥厚，粗糙が出現し，近医にて爪乾癬と診断された．その後，DIP 関節痛が出現したため当院を受診した．

治 療：爪に活性型ビタミン D$_3$ローション外用，エキシマライト照射を 200 mJ/cm^2 から開始し（図 2-a），関節症状に対してメトトレキサート内服を開始した．週 1 回，計 14 回，計 3,530 mJ/cm^2 照射し，徐々に平坦化してきた（図 2-b）．現在，300 mJ/cm^2 で 2 週間に 1 回程度，エキシマライト照射を継続している．

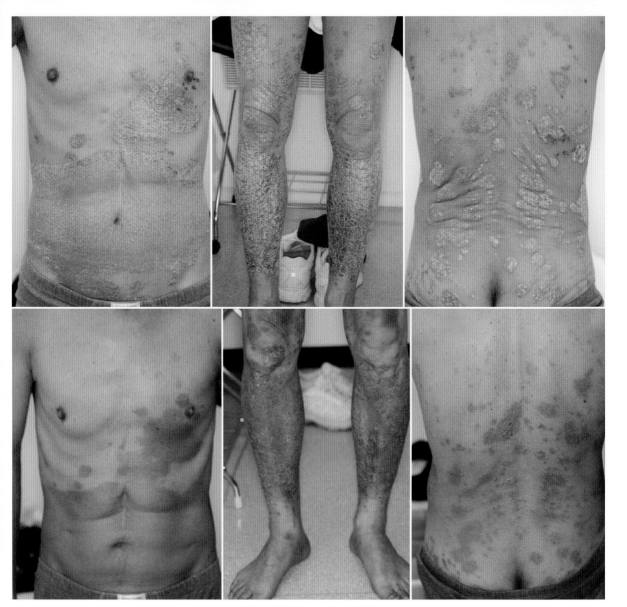

図 1. 症例 1：67 歳，男性

a：初診時臨床像．腹部，背部，両下腿，大腿部に銀白色の鱗屑を伴う紅斑局面が散在していた．
b：ナローバンド UVB 照射後臨床像（0.3 J/cm² から開始し，10〜20％ずつ増量し，週 2 回，計 7 回，
  2.96 J/cm² 照射後）．鱗屑，浸潤が取れ，色素沈着傾向となった．

a
b

おわりに

　乾癬の治療は，外用療法，内服療法，光線療法，生物学的製剤と多くの治療法が開発され，治療選択肢が増えている．そのなかでも，光線療法は費用面や安全面において，また，外用療法や内服療法とも併用できるため，乾癬治療において重要な位置を占めている．また，在宅療法が実用化されれば，乾癬患者にとって，さらに選択肢が増えることになる．新規治療薬などが開発されるなかにおいても，光線療法の特性を生かし，今後も乾癬診療に役立てていくことが望ましい．

文　献

1）森田明理：難治性皮膚疾患への紫外線デバイス．

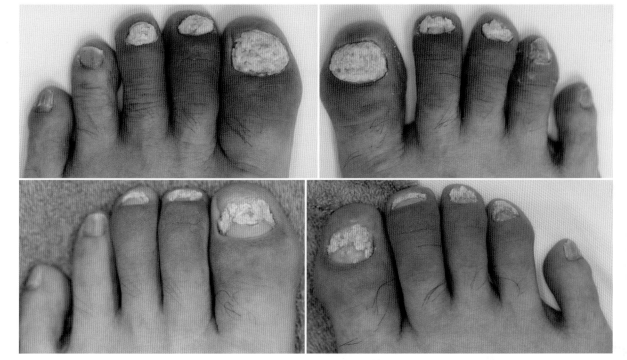

図 2. 症例 2：52 歳，男性
a：初診時臨床像．両足爪の肥厚，粗糙化を認めた．
b：エキシマライト照射後臨床像(200 mJ/cm² から開始し，週1回，計14回，3,530 mJ/cm² 照射後)．
　爪の肥厚は徐々に平坦化してきている．

再生医療，**18**：11-25，2019.

2) 森田明理：乾癬の治療 光線療法．日本臨牀，**76**：121-127，2018.

3) 森田明理，江藤隆史，鳥居秀嗣ほか：乾癬の光線療法ガイドライン．日皮会誌，**126**：1239-1262，2016.

4) 山﨑文和：ナローバンドUVBを最大限活用する．*MB Derma*，**240**：41-46，2016.

5) 小宮根真弓，大槻マミ太郎：治療総論．日本臨牀，**76**：86-90，2018.

6) 飯塚　一：乾癬治療のピラミッド計画 2017．*J Visual Dermatol*，**16**，850-851，2017.

7) Nast A, Kopp I, Augustin M, et al：German evidencebased guidelines for the treatment of Psoriasis vulgaris(short version)．*Arch Dermatol Res*，**299**：111-138, 2007.

8) Ibbotson SH, Bilsland D, Cox NH, et al：An update and guidance on narrowband ultraviolet B phototherapy：a British Photodermatology Group Workshop Report．*Br J Dermatol*，**151**：283-297, 2004.

9) Menter A, Korman NJ, Elmets CA, et al：Guidelines of care for the management of psoriasis and psoriatic arthritis：Section 5. Guidelines of care for the treatment of psoriasis with phototherapy and photochemotherapy．*J Am Acad Dermatol*，**62**：114-135, 2010.

10) Adachi Y, Uchida N, Matsuo T, et al：Clinical effect of vitamin D_3 analogues is not inactivated by subsequent UV exposure．*Photodermatol Photoimmunol Photomed*，**24**：16-18, 2008.

11) AbuHilal M, Walsh S, Shear N：Use of Apremilast in Combination With Other Therapies for Treatment of Chronic Plaque Psoriasis：A Retrospective Study．*J Cutan Med Surg*，**20**：313, 2016.

12) Bagel J, Nelson E, Keegan BR：Apremilast and Narrowband Ultraviolet-B Combination Therapy for Treating Moderate-to-Severe Plaque Psoriasis．*J Drugs Dermatol*，**16**：957, 2017.

13) 西田絵美ほか：光線療法との併用のコツ！*J Visual Dermatol*，**18**：1005-1007，2019.

14) Wolf P, Weger W, Legat FJ, et al：Treatment with 311-nm ultraviolet B enhanced response of psoriatic lesions in ustekinumab-treated patients：a randomized intraindividual trial．*Br J Dermatol*，**166**：147-153, 2012.

MB Derma, **319**：66-72, 2022.

◆特集／実践！皮膚疾患への光線療法─総集編─

実践！アトピー性皮膚炎に対する エキシマライト療法は？

藤田英樹*

Key words：アトピー性皮膚炎(atopic dermatitis)，光線療法(phototherapy)，中波紫外線(ultraviolet B：UVB)，エキシマライト(excimer light)，ターゲット療法(target therapy)

Abstract エキシマライトは，キセノン(Xe)と塩素(Cl)の励起二量体(excited dimer)を利用して308 nmをピーク波長とする紫外線を照射する比較的新しいタイプの光線療法である．ターゲット型ともいわれるように，広範囲の治療には向かないが，様々な皮膚疾患において限局性の難治性病変の治療に威力を発揮する．アトピー性皮膚炎に対するエキシマライトの有用性に関しては，まだまだデータが限られているのが現状であるものの，強力なステロイド外用治療でもびくともしない痒疹結節や高度な苔癬化病変に対しては非常に有用であると考えられる．アトピー性皮膚炎患者において，難治性病変が限局性で生物学的製剤やJAK阻害薬などの全身治療をあえて導入するほどでもないとき(あるいは何らかの理由で導入が難しいとき)は，次の一手としてエキシマライトもぜひ考慮したい．

はじめに

光線療法は一部の例外を除くと，ほぼ皮膚科ならではの治療法である．よって，皮膚科医には光線療法を上手に活用して様々な皮膚疾患の治療を行うスキルが必要である．アトピー性皮膚炎もその1つであろう．その一方で，アトピー性皮膚炎の診療においては，乾癬ほどは光線療法が生かされていないと思われる．本邦のアトピー性皮膚炎の診療ガイドラインにおいても，後述のように光線療法の記載は非常に限られている．さらに，乾癬と比べるとアトピー性皮膚炎の患者は若年者が圧倒的に多いため，一般に頻回の通院を要する光線療法があまり向いていないということもあるのかもしれない．また，光線療法には質の高いエビデンスが少ない．内服薬や生物学的製剤のように，厳密な形でプラセボ対照二重盲検試験を行うことがほぼ不可能であることが大きな要因と思われる．しかし，現代的な質の高いエビデンスに乏しいからといって，あまり価値がないということにはならないと筆者は考える．他方，治療プロトコールも必ずしも定まっていないため，添付文書の記載通りに処方すればよい，内服薬や生物学的製剤と比べると煩雑である．見方を変えると，工夫の余地が大きいともいえ，各患者に合わせた治療を行うことができる．つまり，皮膚科医としての腕の見せ所である．光線療法の一番の問題は照射機器の導入にコストがかかることであろうか．本稿では，光線療法のなかでもエキシマライトについて，アトピー性皮膚炎治療にどのように生かせるかを解説する．

エキシマライトとは

エキシマ(excimer)とは，excited dimmer(励起二量体)に由来する造語であり，励起二量体からの発光がエキシマ発光と呼ばれる[1]．産業界(ものづくり世界)ではよく知られている発光技術とのことであり，後から医療に応用されたといえる．利用する原子の種類を変えることで様々な波長の

* Hideki FUJITA, 〒173-8610 東京都板橋区大谷口上町30-1 日本大学医学部皮膚科学分野，准教授

発光を起こすことができるが，現在皮膚科領域で用いられているエキシマライトでは，Xe（キセノン）と Cl（塩素）の組み合わせで発光させている．すなわち，エキシマライト照射機器には Xe と Cl の混合ガスが封入されている．放電プラズマにより，Xe と Cl が瞬間的にエキシマ状態（XeCl）となる．この不安定なエキシマ状態から元の安定な状態（基底状態）に戻るときに，308 nm をピーク波長とする発光が起こる．エキシマライト療法はターゲット型光線療法とも称され，限局した局所への照射を目的としている．現在，国内で最も普及していると思われる narrowband UVB 療法と比べてのエキシマライト療法の利点として，① ターゲット型であり病変部以外の無用な照射を避けることが可能，② 大出力（高輝度）のため 1 回の照射時間が短く効率的，③ 効果発現までの時間が短い（総照射量を減らせる），④ 頭部・前額部・足底などの全身用照射装置では照射しにくい部位にも照射が容易，⑤ 膝蓋・下腿などの難治部位にも効果が出やすい（乾癬の場合）などがある[2)~4)]．一方，短所として，① 照射範囲が狭いため，近接した部位に複数回の照射を要する場合は照射野が重複する可能性がある，② 照射範囲が狭いため，広範囲の治療には向かない，③ 波長が短波長のため，紅斑反応を生じやすい（narrowband UVB と比べて 1/2~1/5 程度）などがある[2)~4)]．診療報酬の面では，国内においてはエキシマライト療法は narrowband UVB 療法と同様に，中波紫外線療法（308 nm 以上 313 nm 以下に限定したもの）340 点が算定できる．算定対象疾患は乾癬，類乾癬，掌蹠膿疱症，菌状息肉症，悪性リンパ腫，慢性苔癬状粃糠疹，尋常性白斑，アトピー性皮膚炎，円形脱毛症である．その他，結節性痒疹，扁平苔癬，限局性強皮症などでもエキシマライト療法の有効性が報告されており，保険適用の問題は別として，様々な疾患の治療に利用できる．

アトピー性皮膚炎に対する
エキシマライトの有効性

PUVA 療法や narrowband UVB 療法と比べると，エキシマライトは比較的新しいタイプの光線治療であるため，アトピー性皮膚炎に対する研究報告はいまだ少ないのが現状である．小規模ながら，小児例を含めて有効性を示した観察研究が複数存在する[5)~7)]．特に Brenninkmeijer らは，痒疹型アトピー性皮膚炎患者を対象にエキシマレーザー照射とクロベタゾールプロピオン酸エステル外用の効果の比較を行い，エキシマレーザー照射のほうが優れていたと報告している[8)]．最近，アトピー性皮膚炎をエキシマライトで治療すると，皮膚表面の黄色ブドウ球菌数が減少し，その減少が臨床的改善と関連するという興味深い報告がなされている[9)]．同研究では，エキシマライト治療により，経皮水分蒸散量などの皮膚バリア機能指標の改善も観察されている[9)]．アトピー性皮膚炎に対するエキシマライト療法の理論的根拠の 1 つとなり得る重要な知見と思われる．また，動物実験においては，エキシマレーザー照射がアトピー性皮膚炎モデルマウスの皮膚病変を改善するとともに，血清中の IgE や 2 型サイトカインの濃度を低下させることが報告されている[10)]．

瘙痒に対するエキシマライトの有効性

国内のアトピー性皮膚炎診療ガイドラインでは，「アトピー性皮膚炎は，増悪・寛解を繰り返す，瘙痒のある湿疹を主病変とする疾患であり，患者の多くはアトピー素因を持つ」と，定義されており[11)]，瘙痒はアトピー性皮膚炎において極めて重要かつ患者を悩ませる臨床症状である．そして，痒みによる搔破行動が皮疹を悪化させて悪循環に陥ることは周知の通りである．したがって，瘙痒を軽減させることはアトピー性皮膚炎の治療において非常に重要であるものの，その瘙痒は一般に抗ヒスタミン薬内服に抵抗性である．よって，早期から瘙痒を抑制できる治療は優れた治療

法になり得ると考えられる.

アトピー性皮膚炎患者に光線療法を行うと，しばしば皮疹の改善に先行して瘙痒の軽減がみられる[12]．新澤の総説においては，アトピー性皮膚炎患者におけるエキシマライト療法での早期の瘙痒の改善効果が言及されているが[13]，筆者も同様な経験を多く有する．初回照射当日から，瘙痒の軽減がみられることも珍しくない.

健常な皮膚においては，感覚神経線維の多くは表皮-真皮境界部に収束する形で分布しているが，アトピー性皮膚炎患者や乾皮症患者の皮膚では感覚神経線維が多数表皮内に入り伸展している[14]．そして，表皮内に神経線維が伸展している皮膚はバリア機能も障害されていることから，物理的あるいは化学的痒み刺激が直接的に表皮内の神経線維を発火させやすくなり，痒み過敏につながるものと考えられている[14]．Kamo らは，表皮内で神経線維が増生するドライスキンモデルマウスへのエキシマライト単回照射で，搔破行動が著明に減少することを報告している[15]．この効果には表皮内神経線維数が関係しているようで，エキシマライトは表皮内の神経線維減少効果が PUVA や narrowband UVB よりも優れていたとのことである[15]．また，PUVA や narrowband UVB は，角化細胞から産生される神経伸長因子の nerve growth factor や神経反発因子の Sema3A の発現量を正常化させることで表皮内神経線維の退縮を誘導しているが，エキシマライトはこれらの発現には影響せずに，直接末梢神経に作用することで神経伸長と増生を抑制していることが明らかになっている[16]．エキシマライトの止痒効果のメカニズムに関する非常に興味深い知見と考えられる.

アトピー性皮膚炎治療における エキシマライトのガイドラインでの位置づけ

本邦のアトピー性皮膚炎の診療ガイドラインにおいては，光線療法自体の記載が非常に限られている．光線療法は，「抗炎症外用薬や抗ヒスタミン薬，保湿外用薬などによる治療で軽快しない例や

コントロールできない例，従来の治療で副作用を生じている例に考慮される治療法」と，位置づけられている[11]．また，「まずその適応を十分に考慮したうえで，作用機序や照射量，急性皮膚障害や合併する感染症の悪化，皮膚がんを含む長期の副作用など様々な副作用や対処法を十分に理解している，紫外線療法に習熟した医師により慎重に行われる必要がある」と，述べられており[11]，光線療法自体にかなり慎重な立場をとっていると思われる．小児に関しては，「なお，乾癬では紫外線療法は 10 歳以上の小児に行ってよい治療とされており，10 歳未満への小児には勧められていない」と記載されている[11]．光線療法の種類に関しては narrowband UVB が簡単に紹介されている程度で，エキシマライトに関しては言及がない．一方で，ヨーロッパのガイドラインを参照すると，narrowband UVB 療法と UVA 1 療法が，高いエビデンスレベルと強い推奨度で成人に対する光線療法として推奨されている[17]．エキシマライトに関しては，治療の選択肢を広げる可能性があると言及されてはいるものの，アトピー性皮膚炎でのデータが不十分なため推奨はされていない[17]．米国のガイドラインでは，光線療法は外用治療で効果不十分な場合のセカンドライン治療の 1 つであると明確に述べられている[18]．同ガイドラインでは，光線療法のなかでも narrowband UVB 療法について主に述べられているが[18]，エキシマライトに関する記載はない．ガイドラインはエビデンスに基づいて作成されるため，アトピー性皮膚炎におけるデータの少ないエキシマライトは，残念ながら現時点では各国のガイドラインで推奨されるに至っていない.

症例提示

以下に，エキシマライトでのアトピー性皮膚炎の治療例（自験例）を 3 例紹介する．
＜症例 1＞11 歳，男児
乳児期からのアトピー性皮膚炎があり，近医皮膚科にてステロイド外用治療をしていたが難治な

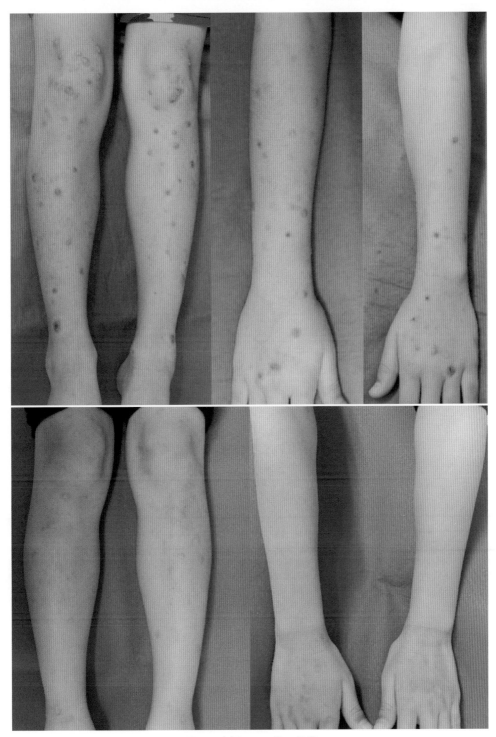

図 1. 症例 1：11 歳，男児
a：エキシマライト照射開始時臨床像
b：9 か月後の照射終了時臨床像．計 41 回（24.15 J/cm²）照射．

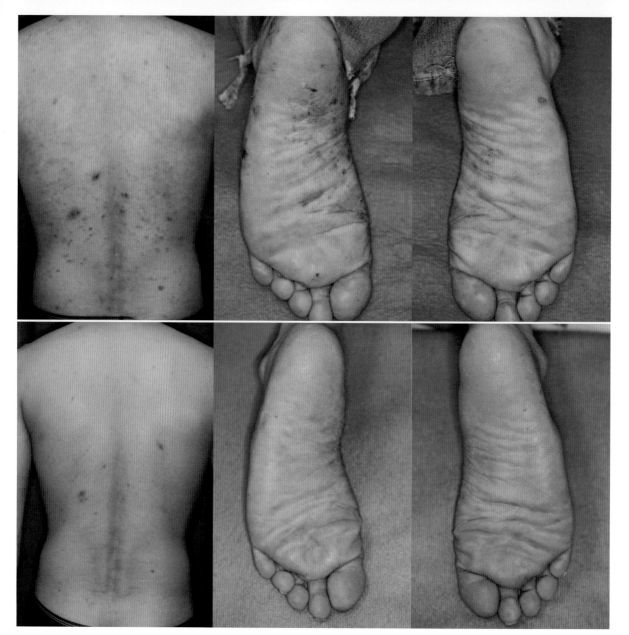

図 2. 症例 2：46 歳，男性

a：光線療法開始時臨床像

b：3 か月後の照射終了時臨床像．体幹は narrowband UVB を計 16 回（8.0 J/cm²）
　照射．足底はエキシマライトを計 16 回（11.65 J/cm²）照射

$\dfrac{a}{b}$

ため，1 年 2 か月前に当科を紹介受診した．ベリー
ストロングクラスのステロイド外用，抗ヒスタミ
ン薬内服である程度改善があったが，四肢の痒疹
結節が難治で瘙痒が高度なため，エキシマライト
を 100 mJ/cm² から照射開始した（図 1-a）．エキシ
マライトでの治療開始 2 か月後くらいから瘙痒が
著明に改善し，その後，痒疹結節は徐々に平坦化

し，照射開始 9 か月後の照射終了時には色素沈着
のみとなった（図 1-b）．

＜症例 2＞46 歳，男性

　小児期からのアトピー性皮膚炎に対して，ベ
リーストロングクラスのステロイド外用薬で治療
をしていたが，難治なため当科を紹介受診した．
初診時，体幹・四肢に紅色丘疹と痒疹結節が散在

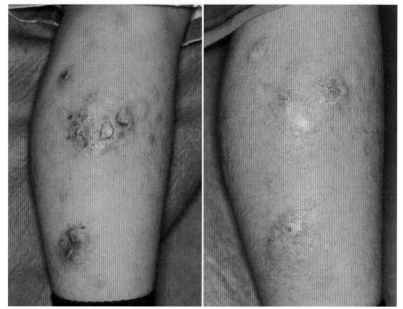

a | b

図 3. 症例 3：8 歳，男児
a：エキシマライト照射開始時臨床像
b：3 か月後の臨床像．計 10 回（3.52 J/cm²）照射

し，手掌と足底に角化性紅斑と亀裂がみられた（図 2-a）．全身への narrowband UVB 照射（初回：0.3 J/cm²）と，手掌と足底へのエキシマライト照射（初回：300 mJ/cm²）を開始した．照射開始 3 か月後の照射終了時には，ほぼ色素沈着のみとなった（図 2-b）．

＜症例 3＞8 歳，男児

乳児期からアトピー性皮膚炎あり．小学校入学後から悪化傾向となり，近医でクロベタゾールプロピオン酸エステル軟膏を処方されていたが，四肢の皮疹が特に難治なため，当科を受診した．外用ステロイドをモメタゾンフランカルボン酸エステル軟膏にランクダウンのうえ，エキシマライトを 200 mJ/cm² から照射開始した（図 3-a）．その後，痒疹結節は徐々に平坦化し，照射開始 3 か月後にはかなり平坦化した（図 3-b）．

おわりに

アトピー性皮膚炎に対するエキシマライト療法につき解説した．現時点では，エキシマライトによるアトピー性皮膚炎に対する光線療法はエビデンスが不足しており，明確な照射プロトコールも存在しないため，ガイドラインで推奨されるに至っていない．しかし，国内ではアトピー性皮膚炎に対して立派に保険適用を有する治療法であるため，今後，データが蓄積してくることが望まれる．田原らは 17 名のアトピー性皮膚炎患者をエキシマライトで治療した際に，約半数の症例でエキシマライト非照射部においても痒痒と皮疹の改善がみられたと述べているが[7]，筆者にも同様な経験がある．この現象のメカニズムは不明であり，今後，十分な検証が必要であるものの，重症度の高い難治性皮疹をターゲット型エキシマライトで治療することは，各患者の病勢全体に好影響を及ぼす可能性があると推察される．強力なステロイド外用薬を使用しても，限局性に難治な高度苔癬化病変や痒疹結節が残り，生物学的製剤や JAK 阻害薬などの全身治療をあえて導入するほどでもないとき（あるいは何らかの理由で導入が難しいとき）は，エキシマライト療法が積極的に考慮されてよいものと考えられる．

文　献

1) 森田明理：難治性皮膚疾患への紫外線デバイス．再生医療，**18**：11-25，2019．

2）三宅宗晴：乾癬の治療（生物学的製剤を除く）光線療法．日皮会誌，**123**：2552-2555，2013.

3）森田明理：エキシマライト療法の適応とポイント．臨皮，**66**（5増）：128-132，2012.

4）横川真紀，佐野栄紀：ターゲット型光線療法308 nm エキシマライト 難治部位 爪乾癬に対するエキシマライト治療．日皮会誌，**122**：3674-3677，2012.

5）Baltás E, Csoma Z, Bodai L, et al：Treatment of atopic dermatitis with the xenon chloride excimer laser. *J Eur Acad Dermatol Venereol*, **20**：657-660, 2006.

6）Nisticò SP, Saraceno R, Capriotti E, et al：Efficacy of monochromatic excimer light（308 nm）in the treatment of atopic dermatitis in adults and children. *Photomed Laser Surg*, **26**：14-18, 2008.

7）田原真由子，室田浩之，片山一朗：アトピー性皮膚炎に対するエキシマライト光線療法の治療効果．皮膚の科学，**14**（Suppl 23）：33-34，2015.

8）Brenninkmeijer EE, Spuls PI, Lindeboom R, et al：Excimer laser vs. clobetasol propionate 0.05% ointment in prurigo form of atopic dermatitis：a randomized controlled trial, a pilot. *Br J Dermatol*, **163**：823-831, 2010.

9）Kurosaki Y, Tsurumachi M, Kamata Y, et al：Effects of 308 nm excimer light treatment on the skin microbiome of atopic dermatitis patients. *Photodermatol Photoimmunol Photomed*, **36**：185-191, 2020.

10）Oh CT, Kwon TR, Seok J, et al：Effect of a 308-nm excimer laser on atopic dermatitis-like skin lesions in NC/Nga mice. *Lasers Surg Med*, **48**：629-637, 2016.

11）加藤則人，大矢幸弘，池田政憲ほか：アトピー性皮膚炎診療ガイドライン2018．日皮会誌，**128**：2431-2502，2018.

12）冨永光俊：光線療法の New Face 光線療法による表皮内神経の制御 アトピー性皮膚炎の痒みについて．日皮会誌，**120**：2947-2951，2010.

13）新澤みどり：308 nm エキシマ光部分照射によるアトピー性皮膚炎治療の提言．*J Environ Dermatol Cutan Allergol*, **11**：32-38, 2017.

14）冨永光俊，加茂敦子，鎌田弥生ほか：外用・内服療法以外で痒みを抑える方法—紫外線療法について—．*MB Derma*, **283**：61-68, 2019.

15）Kamo A, Tominaga M, Tengara S, et al：Inhibitory effects of UV-based therapy on dry skin-inducible nerve growth in acetone-treated mice. *J Dermatol Sci*, **62**：91-97, 2011.

16）Kamo A, Tominaga M, Kamata Y, et al：The excimer lamp induces cutaneous nerve degeneration and reduces scratching in a dry-skin mouse model. *J Invest Dermatol*, **134**：2977-2984, 2014.

17）Wollenberg A, Barbarot S, Bieber T, et al：Consensus-based European guidelines for treatment of atopic eczema（atopic dermatitis）in adults and children：part Ⅰ. *J Eur Acad Dermatol Venereol*, **32**：657-682, 2018.

18）Sidbury R, Davis DM, Cohen DE, et al：Guidelines of care for the management of atopic dermatitis：section 3. Management and treatment with phototherapy and systemic agents. *J Am Acad Dermatol*, **71**：327-349, 2014.

MB Derma, **319**：73-80, 2022.

◆特集／実践！皮膚疾患への光線療法─総集編─
実践！掌蹠膿疱症に対するこれからの光線療法は？

小林里実*

Key words：掌蹠膿疱症(palmoplantar pustulosis)，光線療法(phototherapy)，ナローバンド UVB(narrowband UVB)，UVA，治療(treatment)

Abstract 掌蹠膿疱症の治療では，発症契機となる病巣感染や下痢・便秘など腸症状に対する治療，喫煙，コントロール不良の糖尿病や自己免疫性甲状腺炎といった悪化因子の制御が中心となる．乾癬と異なり，外用療法，光線療法，内服療法，サイトカインを標的とする生物学的製剤は，発症契機や悪化因子に対する治療を施したうえでの補助療法という位置づけである．掌蹠膿疱症の 10〜30% で掌蹠膿疱症性骨関節炎を併発することから，紫外線療法で皮疹を消失させたとしても，発症契機となる病巣が残存していれば掌蹠膿疱症性骨関節炎の発症リスクとなり，治療としては不十分であることを認識しなければならない．光線療法にはエキシマライトを含むナローバンド UVB，PUVA，UVA1 があり，いずれも掌蹠膿疱症の皮疹に対し有効で保険適用がある．また，エトレチナートの併用は感染病巣を悪化させずに紫外線療法との相乗効果が期待できる．

はじめに

掌蹠膿疱症は，手掌，足底に無菌性膿疱が繰り返し出現する膿疱症で，約 30% に爪病変がみられ[1]，ときに頭皮，殿部，四肢に紅斑や膿疱などの掌蹠外皮疹を伴う．加えて，10〜30% に掌蹠膿疱症性骨関節炎(pustulotic arthro-osteitis；PAO)を併発する[2]〜[4]．掌蹠膿疱症の本邦例の 3/4 以上に病巣感染が関わっている[5]．この type は，Andrews[6]が提唱した pustular bacterid に該当し，外用療法のみでは軽快しない例が多い．光線療法により皮疹が軽快したとしても，発症誘因となる病巣が残っていれば，皮疹の再発や PAO を発症するリスクが残り，治療として不十分であることを認識しなければならない．

* Satomi KOBAYASHI, 〒161-8521 東京都新宿区中落合 2-5-1 社会福祉法人聖母会 聖母病院皮膚科，部長

治療アルゴリズムと光線療法の位置づけ

掌蹠膿疱症の治療では，発症契機となる病巣感染，下痢や便秘など腸の状態症状に対する治療，喫煙，悪化因子となり得るコントロール不良の糖尿病や自己免疫性甲状腺炎のコントロールが重要で，これらが優先される．すなわち，乾癬と異なり，外用療法，光線療法，内服療法，サイトカインを標的とする生物学的製剤に至るまで，発症契機や悪化因子の検索と治療を施したうえでの補助療法という位置づけである(図1)[7]．原病巣には根尖性歯周炎，辺縁性歯周炎，智歯周囲炎といった歯性病巣，病巣扁桃，副鼻腔炎などがある．まず歯性病巣の検索のための歯科依頼，副鼻腔炎に関する後鼻漏や鼻閉の有無，上気道炎時の症状悪化の有無などを聴取し，適切な病巣治療を検討する．掌蹠膿疱症では感染病巣が無症状であるため，十分なインフォームドコンセントにて患者の理解と同意を得たうえで，病巣治療を開始する．

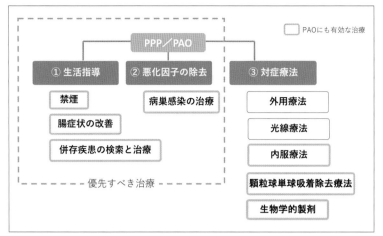

図 1.
掌蹠膿疱症の治療アルゴリズム
（文献7より引用改変）

掌蹠膿疱症における光線療法の時期

　掌蹠膿疱症における光線療法は，通常，紫外線療法を指す．病巣治療との関係性から，紫外線療法の時期として，① 病巣治療中，② 病巣治療が終了し皮疹軽快までの1〜2年，③ 病巣治療後1〜2年を経ても改善しない場合，あるいは病巣治療を希望しない場合の3通りが考えられる．① は，歯科治療を開始すると，id反応により，しばしば皮疹や骨関節症状の悪化がみられるが，歯性病巣の治療には数か月を要することが多く，外用療法のみでは皮疹が徐々に悪化していくからである．この間，歯性病巣の悪化を招かない対症療法で乗り切るのが望ましく，紫外線療法は病巣治療を行いながらでも安全に併用できる局所療法である．ただ，皮疹悪化に抗して行うため，high responder以外では紫外線療法の効果がみえにくいことが予想され，この時期に紫外線療法の明らかな効果が認められなくても，必ずしも無効とは言えない可能性が残る．因みに，病巣治療中に有効な補助療法として，マクロライドやテトラサイクリン，ミノサイクリンなどの静菌的抗菌薬がある．これらは慢性歯周炎，慢性副鼻腔炎，慢性扁桃炎に対して適用があり，病巣治療の補助療法として効果を発揮し，間接的に掌蹠膿疱症やPAOの改善をもたらすと推測されるほか，抗炎症作用を併せ持ち，骨関節炎に対する抗炎症効果も期待できる．投与期間が長期化しないよう，病巣治療の進行度も考えあわせ，皮疹や骨関節炎症状のコントロールの要所で併用する．漢方も病巣，皮疹，骨関節症状の各々に有効なものがある．

　② の病巣治療後1〜2年は，時間経過とともに皮疹や骨関節炎が軽快するのを観察する時期であるが，患者のQOL障害が大きい場合，局所治療として紫外線療法が利用できる(図2)．主な歯性病巣の治療は終了し他の病巣が残っているが経過観察中である場合，何らかの理由で病巣治療が行えない場合にも紫外線療法は有用で，数回の照射を行い，responderを見極めるとよい．

　③ の歯性病巣治療や副鼻腔炎治療の無効例，あるいは，これらの病巣が存在しない例で，扁桃摘出術を希望しない場合(図3)，非常に稀であるが扁桃摘出後の掌蹠膿疱症再発例では，補助療法で治療を進めることになる．外用療法，紫外線療法はまず試みるべき治療である．紫外線療法との相乗効果が知られている薬剤にエトレチナートとアプレミラストがある(アプレミラストは現在治験中)．

　掌蹠膿疱症において紫外線療法を行う際に重要なことは，PAOに対する予防と治療が十分かを常に意識することである．紫外線療法は皮疹にのみ有効であり，治療中もPAOの出現に注意すること，PAO併発例ではPAOに対する治療を組み合わせることが必要となる．

掌蹠膿疱症における紫外線療法の作用メカニズム

　紫外線療法は，分子標的治療であるbiologicsとは対照的に，皮膚病変部に存在する種々の細胞に

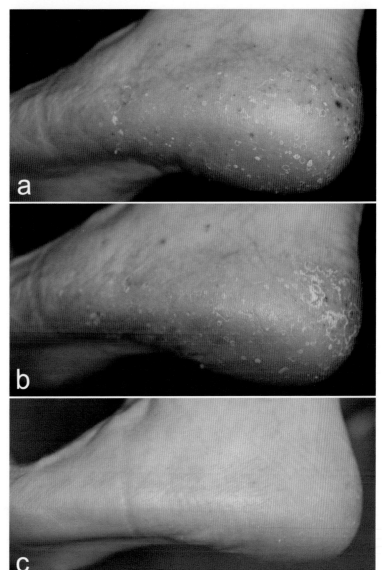

図 2.
歯周炎治療後，経過追跡期の短縮を
目的としたエキシマライト＋低用量
エトレチナート併用療法
8 か月前より掌蹠に膿疱が出現し
た．骨関節症状なし．歯周炎治療を
施行
　a：歯周炎治療終了後 7 か月
　b：セラビーム® を 350 mJ より
　　 550 mJ に漸増，2 週間毎，8 回
　　 照射後
　c：エトレチナート 10 mg/日を
　　 追加し 6 回照射後

作用し，様々な免疫抑制効果を発揮する．掌蹠膿疱症で期待される紫外線療法の作用機序を表 1 に示す．主な作用機序はリンパ球のアポトーシス誘導であり，皮疹部に浸潤するリンパ球を減少させることで炎症を抑制する．また，反復照射により制御性リンパ球（regulatory T cells）が誘導され，皮疹の改善，効果の維持に役立つと考えられる．加えて，表皮細胞やリンパ球以外の免疫細胞に対してもサイトカインや接着分子などの発現を制御する．これにより皮疹部における炎症のループを不活性化させると推測される．さらに，反復する痒みについて，アトピー性皮膚炎を想定したドラ

イスキンマウスモデルで，ナローバンド UVB 照射により掻破回数が減少すること，神経細胞への単回照射により 24 時間以内に神経細胞の変性が起こることから[8]，掌蹠膿疱症においても，痒みの制御によりケブネル現象による悪化を抑止する効果も期待できる．

掌蹠膿疱症に対する紫外線療法の種類と安全性について

紫外線療法の副作用には，急性の副作用として紅斑反応，慢性の副作用として皮膚悪性腫瘍の発現増加があり，掌蹠膿疱症では，亜急性の副作用

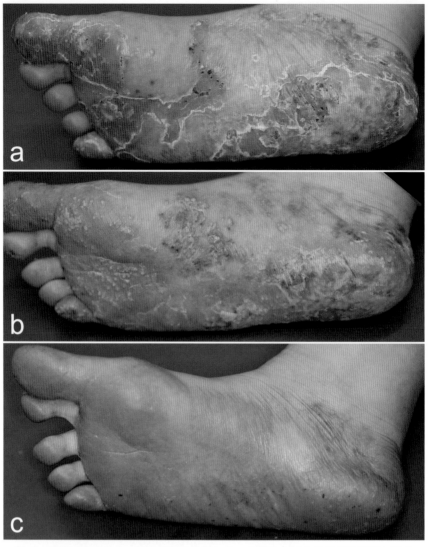

図 3. 歯性病巣がなく扁桃摘出術を希望しない症例における皮膚症状緩和を目的
とした照射
6か月前に掌蹠の膿疱と胸鎖関節炎が出現した．歯性病巣なし．扁桃摘出，全身療
法の希望がなく，外用指導，クラリスロマイシン，十味敗毒湯，麻杏薏甘湯を併
用しつつ，ナローバンド UVB 照射を行った．
　　　　　　a：ナローバンド UVB(TL01)開始時
　　　　　　b：週1回，3回照射後
　　　　　　c：週1回，29回照射後

表 1. 掌蹠膿疱症で期待される紫外線療法の作用

1．浸潤リンパ球のアポトーシス誘導
2．反復照射による調節性リンパ球の誘導
3．リンパ球以外の免疫細胞，表皮細胞に対するサイトカイン産生抑制
4．掻破により伸長した神経線維の変性による痒みの制御

としてフォトケブネル現象による皮疹の悪化が加わる．紫外線療法で特に注意を要するのは皮膚悪性腫瘍の発現増加である．有棘細胞癌，日光角化症，基底細胞腫，ボーエン病など表皮細胞の腫瘍が多く，主に，紫外線により表皮細胞の DNA に架橋が生じピリミジン二量体(pyrimidine dimers)を形成することによる[9]．そして，ピリミジン二量体の形成は紅斑反応の波長(1/MED：1/

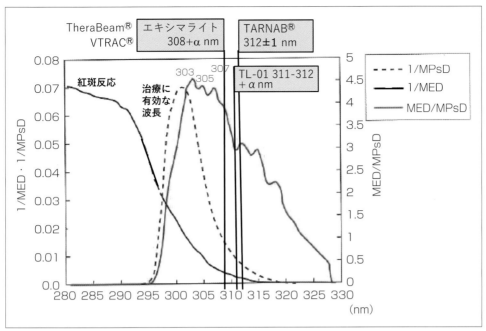

図 4. 乾癬に対する効果波長，紅斑作用波長とナローバンド UVB 機器の波長（文献 14 より引用改変）
MPsD：minimal psoriasis treatment dose，MED：minimal erythema dose

minimal erythema dose）と同様に短波長領域で高いとされる[9]．

　光線療法の安全な限界照射線量に関する検討には，PUVA 療法について，乾癬患者における単施設統計がある．PUVA 療法開始後 30 年を経た 1,830 例を対象に有棘細胞癌，基底細胞腫の発生をみたところ，照射回数 350～450 回群で有棘細胞癌の罹患率比が 6.01（95% confidence interval（CI）＝4.41-8.20）であったと報告されている[10]．本邦の報告でも，10 年間で外用 PUVA 療法を受けたことのある 170 例の解析で 5 名に皮膚悪性腫瘍（基底細胞腫 2 例，日光角化症 2 例，ボーエン病 1 例）がみられ，生涯線量が 1,000 J を超えない，または照射回数が 400 回を超えないよう結論付けており[11]，ガイドライン[12]にも反映されている．一方，UVB 照射については，長期照射による有棘細胞癌の発生例の報告がごく少数であることから，特に限界照射線量は設けられていない．掌蹠の皮膚にはメラノサイトがないが，白斑に対するナローバンド UVB の安全性について，200 回以上の照射で有意に発生の増加がみられた皮膚悪性腫瘍は日光角化症のみであったとの報告があり[13]，

掌蹠の厚い角層による光線の反射と透過性の減少を考慮すれば，他の部位と同様に扱ってよいのではないかと思われる．掌蹠膿疱症における光線療法は対症療法の一選択肢に過ぎないことから，漫然と照射を続けるのではなく，30 回ごとに効果を評価し継続の是非を検討する姿勢が大切である．

　掌蹠膿疱症に対する有効性が報告されている光線療法には PUVA 療法，UVA1，ナローバンド UVB，エキシマライトがある．311～313 nm にピーク波長を有するナローバンド UVB，308 nm にピーク波長を有するエキシマライトは，ほんの 4～5 nm の違いでも，効果や紅斑反応の出方が異なる．乾癬において浸潤リンパ球を減少させ皮疹改善効果のある波長（1/MPsD；1/minimal psoriasis treatment dose）が皮膚炎にも有効な波長であると認識されているが，エキシマライトは，治療に有効な波長をより多く含む代わりに，わずかであるが紅斑反応をきたす波長も含んでいる（図 4）[14]．そのため，セラビーム[R]はエキシマフィルターを搭載し短波長をカットする工夫を施している．一方，TARNAB[R] は，一般的な TL-01 ランプとピーク波長は 1 nm 長いのみであるが，励起

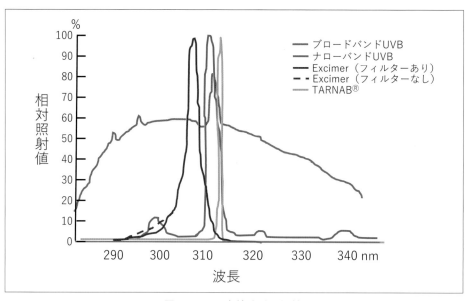

%
100
90
80
70
60
50
40
30
20
10
0
相対照射値
290
300
310
320
330
340 nm
波長
ブロードバンドUVB
ナローバンドUVB
Excimer（フィルターあり）
Excimer（フィルターなし）
TARNAB®

図 5. UVB 光線波長の比較

光線療法の種類：　　　診断名：　　　MED：　　　J/cm^2　（　　年　　月　　日測定）

年 月 日	線量(J/cm^2)	年 月 日	線量(J/cm^2)	年 月 日	線量(J/cm^2)	年 月 日	線量(J/cm^2)
小計	J/cm2	小計	J/cm2	小計	J/cm2	小計	J/cm2

図 6. 紫外線照射記録カードの例
照射回数および照射線量の把握，他施設との連携照射，患者との情報共有に有用

方式が異なるために単波長に限りなく近く，紅斑反応をきたす短波長をほとんど含まないのが特徴である（図5）．日本人でも紫外線に対する耐性が異なることから，ある機種で安全性または有効性に問題があっても，ほかの機種を試すことでうまく治療できることがある．すべての機種をそろえることは難しく，紫外線療法の欠点である頻回の通院のハードルも下げる方法として，他施設との連携照射がある．職場の近く，自宅の近くで紫外線照射機を有する施設と連携する場合は，照射記録カードを用いて患者自身または施設スタッフに照射日と照射光線の種類，線量を記入してもらうと，治療経過が一瞥できて便利である（図6）．

掌蹠膿疱症に対する紫外線療法の有効性

外用 PUVA 療法について，30 回の照射で有効であったとする報告がある[15]．掌蹠は日光露光部であるため，施術後は石鹸を用いてソラレンをよく洗い流すこと，帰宅時は色の濃い手袋を着用したりサンダルを避けるなどの指導が必要である．0.0001％，37〜40℃のソラレンローションに 15 分温浴後，UVA を照射する local PUVA bath 療法もある．また，高容量エトレチナート併用 PUVA が PUVA 単独群，エトレチナート単独群と比較して有効性が有意に高く，皮疹軽快までの照射量も少なかったと報告されており，エトレチナートと相乗効果がある[16]．ただ実際は，副作用を考慮し，10〜20 mg の低用量エトレチナート併用 PUVA 療法が用いられており，十分な効果を発揮する．

ナローバンド UVB については，4 例のケースシリーズのほか[17]，UVA1 との比較試験があり，週 3 回，30 回の照射で UVA1，ナローバンド UVB ともに有意な改善がみられたと報告されている[18]．UVA1 は本邦でも 2021 年に保険適用となった．簡便性，安全性，有効性から現在広く利用されているエキシマライトについても，複数のケースシリーズがあり[19)～21]，週 1〜2 回の照射で，いずれも PPPASI 50 が得られている．

文　献

1) Hiraiwa T, Yamamoto T：Nail involvement associated with palmoplantar pustulosis. *Int J Dermatol*, **56**：e28-e29, 2017.

2) Ishibashi A, Nishiyama Y, Endo M, et al：Orthopedic symptoms in pustular bacterid（pustulosis palmaris et plantaris）：Tietze's syndrome and arthritis of manubriosternal joint due to focal infection. *J Dermatol*, **4**：53-59, 1977.

3) Sonozaki H, Kawashima M, Hongo O, et al：Incidence of arthro-osteitis in patients with pustulosis palmaris et plantaris. *Ann Rheum Dis*, **40**：554-557, 1981.

4) Yamamoto T, Hiraiwa T, Tobita R, et al. Characteristics of Japanese patients with pustulotic arthro-osteitis associated with palmoplantar pustulosis：a multicenter study. *Int J Dermatol*, **59**：441-444, 2020.

5) 小林里実：治療に難渋する病態への対応 ④ 掌蹠膿疱症の診断と治療．皮膚臨床，**60**：1539-1544, 2018.

6) Andrews GC, Machacek GF：Pustular bacterids of the hands and feet. *Arch Dermatol Syph*, **32**：837, 1935.

7) 大久保ゆかり：掌蹠膿疱症の治療法．PPP フロンティア，**1**：18, 2016.

8) Kamo A, Tominaga M, Kamata Y, et al：The excimer lamp induces cutaneous nerve degeneration and reduces scratching in a dry-skin mouse model. *J Invest Dermatol*, **134**：2977-2984, 2014.

9) 国定　充：紫外線治療の線量の限度と安全性．日皮会誌，**131**：2399-2404, 2021.

10) Stern RS, PUVA follow-Up Study：The risk of squamous cell and basal cell cancer associated with psoralen and ultraviolet A therapy：a 30-year prospective study. *J Am Acad Dermatol*, **66**：553-562, 2012.

11) 小林桂子，森田明理，辻　卓夫：外用 PUVA 療法と発癌．日皮会誌，**112**：1247-1251, 2002.

12) 森田明理，江藤隆史，鳥居秀嗣ほか：乾癬の光線療法ガイドライン．日皮会誌，**126**：1239-1262, 2016.

13) Bae IM, Ju HJ, Lee RW, et al：Evaluation for skin cancer and precancer in patients with vitiligo treated with long-term narrowband UV-B pho-

totherapy. *JAMA Dermatology*, **156**：529-537, 2020.

14) 森田明理：ターゲット型光線療法　エキシマライ ト療法はなぜ必要か？　*Visual Dermatol*, **10**： 786-789, 2011.

15) Chalmers R, Hollis S, Leonardi-Bee J, et al： Interventions for chronic palmoplantar pustulosis. *Cochrane Database Syst Rev*, **25**：CD001433, 2006.

16) Lawrence CM, Marks J, Parker S, et al：A comparison of PUVA-etretinate and PUVA-placebo for palmoplantar pustular psoriasis. *Br J Dermatol*, **110**：221-226, 1984.

17) 上尾礼子，森田明理：Narrow-band UVB 療法が 有効であった掌蹠膿疱症の 4 例．皮膚の科学, **2**： 433-438, 2003.

18) Su LN, Ren J, Cheng SM, et al：UVA1 vs. narrowband UVB phototherapy in the treatment of palmoplantar pustulosis：a pilot randomized controlled study. *Lasers Med Sci*, **32**：1819-1823, 2017.

19) Aubin F, Vigan M, Puzenat E, et al：Evalutation of a novel 308-nm monochromatic excimer light delivery system in dermatology. *Br J Dermatol*, **152**：99-103, 2005.

20) 高原正和，千葉貴人，里村暁子ほか：308 nm エ キシマライトによる掌蹠膿疱症への治療効果の 検討．西日本皮膚, **74**：64-67, 2012.

21) Fumimori T, Tsuruta D, Kawakami T：Effect of monochromatic excimer light on palmoplantar pustulosis. *J Dermatol*, **40**：1004-1007, 2013.

MB Derma, **319** : 81-87, 2022.

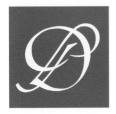

◆特集／実践！皮膚疾患への光線療法─総集編─

実践！この疾患に紫外線はどうですか？

山﨑文和*

Key words：光線療法(phototherapy)，白斑(vitiligo)，脱毛症(alopetia)，反応性穿孔性膠原線維症(acquired reactive perforating collagenosis)，環状肉芽腫症(granuloma annulare)，リポイド類壊死症(necrobiosis lipoidica)，免疫関連有害事象(immune-related adverse events；irAEs)

Abstract 本稿では，今回の特集に入りきらなかった疾患のなかで，日常的に光線療法を使用する疾患として白斑，脱毛症を，比較的稀で難治性の疾患である反応性穿孔性膠原線維症，環状肉芽腫症，リポイド類壊死症に対する光線療法の実際について解説した．また近年では，免疫チェックポイント阻害薬が悪性黒色腫，肺癌，頭頸部癌，食道癌などにて使用される頻度が高まっている．それらは癌治療に対して優れた成績を残しているが，治療中にしばしば免疫関連有害事象(immune-related adverse events；irAEs)が発生する．そのなかの1つに乾癬様皮疹があるが，それに対する光線療法について解説した．

はじめに

本稿では光線療法の使用頻度の高い白斑への簡単な解説や，本特集にて触れられなかった脱毛症，比較的発症頻度が稀で難治性の疾患(反応性穿孔性膠原線維症，環状肉芽腫症，リポイド類壊死症)，免疫チェックポイント阻害薬による免疫関連有害事象(immune-related adverse events；irAEs)での光線療法の効能について紹介する．本稿で図として用いている症例写真は，すべて当院にて実際に治療を行った症例である．

白斑への光線療法

白斑は皮膚のメラノサイトに対する自己免疫疾患であり，自身の細胞傷害性T細胞がメラノサイトを攻撃することによりメラノサイトがアポトーシスを生じ，結果，ケラチノサイトに供給するべきメラニンを産生できなくなることで，臨床的に脱色素斑を生じる．局所療法としての外用薬，光

線療法，外科的治療の吸引水疱蓋移植術など，全身療法としてステロイド内服，点滴静脈注射，近年ではJanus kinase(JAK)阻害薬による治療が試みられている[1]．そのなかで，光線療法は白斑の代表的な治療の1つである．

ソラレン外用もしくは内服ソラレン＋UVA(ultraviolet A：長波長紫外線)照射によるPUVA療法，311±2 nmを選択的に照射するナローバンドUVB(ultraviolet B：中波長紫外線)療法，308 nmを選択的に照射するエキシマライト，エキシマレーザーが用いられている(図1)．

最小紅斑量(minimal erythema dose；MED)の50%から照射を開始，10%ずつ増量，紅斑がみられたら増量せず照射を固定し，色素増生の反応が止まれば10%ずつ増量を繰り返す．これは，すべての光線療法での照射導入時，増量時の基本的方法である．

脱毛への光線療法

円形脱毛症は，限局あるいはびまん性に毛髪が欠損する皮膚疾患である．円形脱毛症の原因は自律神経障害説，精神的ストレス説，内分泌障害説

---

* Fumikazu YAMAZAKI，〒573-1010 枚方市新町 2-5-1　関西医科大学皮膚科学講座，准教授

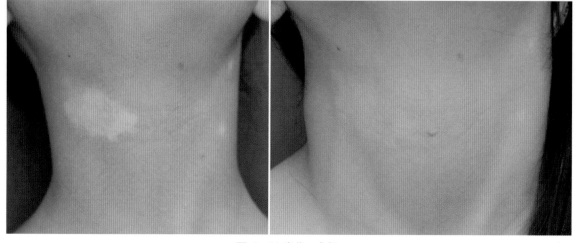

図 1. 10 歳代, 女児　　　　　　　　　　　　　　　a│b
a：治療前頸部の臨床像. 境界明瞭な白斑を認める.
b：エキシマライト照射計 6 J/cm²(1 回照射量：200 mJ/cm²)照射後の臨床像.
　すべての白斑が改善している.

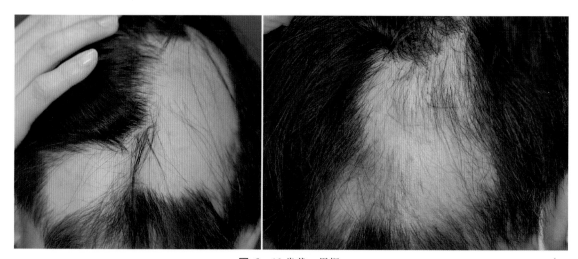

図 2. 10 歳代, 男児　　　　　　　　　　　　　　　a│b
a：治療前の臨床像. 後頭部の広範囲に脱毛斑を認める.
b：エキシマライト照射計 4.2 J/cm²(1 回照射量：200～440 mJ/cm²)照射後の臨床像.
　脱毛斑より生毛を認めている.

などがあるが, 現在では自己免疫障害説が有力である[2]. ステロイド外用, 局所注射, パルス療法, 塩化カルプロニウム外用療法, squaric acid dibutylester(SADBE), diphenylcyclopropenone(DPCP)を用いた局所免疫療法などが有効な手段である一方, PUVA 療法, ナローバンド UVB 療法, エキシマライトなどの光線療法も有効である(図 2).

反応性穿孔性膠原線維症への光線療法

　反応性穿孔性膠原線維症は, 1967 年に Mehregan らによって最初に報告された皮膚疾患である[3]. 遺伝性のもの(inherited type), 後天性のもの(acquired type)が存在する. 遺伝性の特徴は, 小児に発症し, 年に数回再発する. 一方, 後天性のものは, 糖尿病や腎不全をはじめとした全身疾患を伴うことが多い[4]. 病態はまだ解明していないが, 小血管による不十分な酸素や栄養素が局所

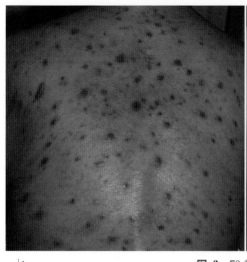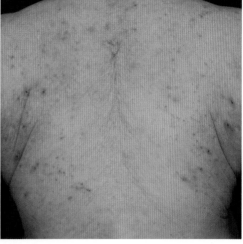

a | b

図 3. 70 歳代，女性

a：治療前の臨床像．基礎疾患に糖尿病あり．背部全面にわたり一部痂皮を伴う
米粒大～小指頭大の紅色丘疹が多発し，強い瘙痒を伴っていた．

b：ナローバンド UVB 照射計 8.4 J/cm² (1 回照射量：400～700 mJ/cm²) 照射後の
臨床像．一部痂皮と乾燥は認めるが，大部分の丘疹は消褪し，瘙痒は減弱した．

的な類壊死を進行させる説[5]や，低酸素状態や糖尿病が膠原線維の変性と表皮細胞間の障害をきたしている説[6]などがある．併存する全身性疾患を治療することで改善したという報告がある[7]一方，難治性の場合も多い．光線療法ではナローバンド UVB 療法が効果的とされている[8](図 3).

環状肉芽腫症への光線療法

環状肉芽腫症は外傷・ウイルス感染・虫刺症・紫外線・糖尿病が一因と考えられている肉芽腫性疾患であり，膠原線維が抗原性を獲得し，Th1 ヘルパー T 細胞が活性化，マクロファージの活性化につながり，肉芽腫が形成される病態と考えられている[9]．環状肉芽腫に対する治療は，ステロイド外用・内服，トラニラスト内服，エトレチナート内服，シクロスポリン内服などが挙げられ，近年では JAK 阻害薬の外用も効果を発揮するとされている[10]．一方，紫外線が発症誘因でない場合，光線療法も選択肢となる[11]．環状肉芽腫に対する光線療法の作用機序は，紫外線照射により抗原提示細胞の抗原性を抑制し，伝達先である T 細胞の機能も抑制させることで，遅延型免疫反応を抑制する説や表皮ランゲルハンス細胞が interleukin (IL)-10 を誘導し，サイトカインバランスが Th1 から Th2 へシフトされ，IL-12, interferon (IFN)-γ などの抑制が起こり，マクロファージの活性化が阻害される説などが挙げられている[12]．PUVA療法，ナローバンド UVB 療法やエキシマライトによる治療が有効である (図 4).

リポイド類壊死症への光線療法

リポイド類壊死症は，1929 年に Oppenheim により necrobiosis lipoidica diabeticorum として，糖尿病に合併する皮膚疾患として報告されたのが最初である[13]．

当初は糖尿病の合併症と考えられていたが，近年の疫学調査では糖尿病との合併率は 0.3～1.2%で，関連性が疑問視されている[14]．その他の併発疾患として甲状腺疾患，クローン病，潰瘍性大腸炎，関節リウマチ，サルコイドーシスなどの炎症性疾患がみられている[14]．

正確な病因は不明であるが，糖尿病性の細小血管障害説[15]，血管壁への免疫グロブリン沈着による血管炎説[16]，コラーゲン異常説[17]などがある．治療法として，ステロイド外用・内服，血小板凝集抑制薬による血行改善療法，免疫抑制薬外用・内服，tumor necrosis factor (TNF)-α 阻害薬などが挙げられている[18)19]．

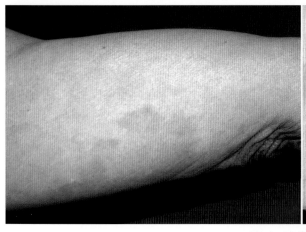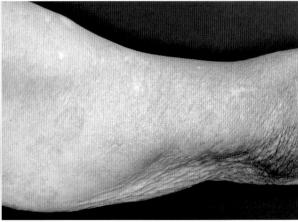

図 4. 60歳代，男性　　　　　　　　　　　　　　　　　　　　　　a｜b

a：治療前の臨床像．右上腕に若干の隆起を伴う褐色調の不整形環状紅斑を認めた．

b：ナローバンドUVB照射計3 J/cm²（1回照射量300〜500 mJ/cm²）照射後の臨床像．
　　隆起は消失，紅斑も消褪し，乾燥と色素沈着のみの状態となった．

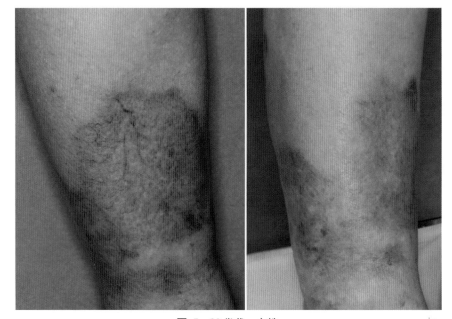

図 5. 80歳代，女性　　　　　　　　　　　　　　　　　　　　　　a｜b

a：治療前の臨床像．右下肢前面に境界明瞭，やや陥凹した，光沢と
　　浸潤を触れる褐色局面を認めた．

b：ナローバンドUVB照射計2.1 J/cm²（1回照射量：300〜400 mJ/cm²）
　　照射後の臨床像．陥凹や光沢は軽減し，正常な皮膚局面が出現してき
　　ている．

光線療法としてPUVA療法，ナローバンド
UVB療法があり，一定の効果を示している（図
5）．作用機序としては，紫外線によるDNA損傷
に起因するアポトーシスと細胞増殖抑制，マクロ
ファージと樹状細胞による貪食を介しての免疫調
節，サイトカイン（IL-10, IL-2）の制御，制御性T

細胞の誘導などが考えられる[20]．

免疫チェックポイント阻害薬による
免疫関連有害事象への光線療法

免疫チェックポイント阻害薬は悪性黒色腫をは
じめとして，非小細胞肺癌，腎細胞癌，ホジキン

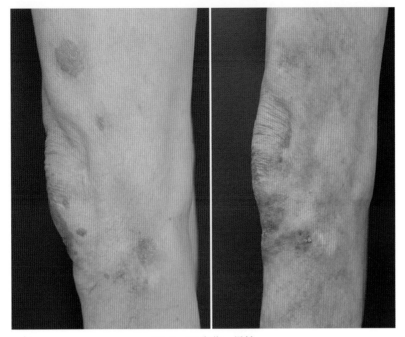

a | b

図 6. 70歳代, 男性

a：治療前の臨床像. 基礎疾患に肺小細胞癌あり. 糖尿病, 肺
　小細胞癌多発肺内転移に対して抗PD-1抗体製剤を使用. 使
　用3か月経過後, 四肢, 体幹に鱗屑を伴う境界明瞭な紅斑が
　出現している. 皮膚生検にて乾癬と診断した.

b：ステロイド外用を行うも難治性. 糖尿病を合併していたた
　め, ステロイド内服は使用せずナローバンドUVB照射を開
　始した. ナローバンドUVB照射計2.7 J/cm^2(1回照射量
　350〜500 mJ/cm^2)照射後, 鱗屑, 紅斑は消褪傾向であった.

リンパ腫, 頭頸部癌, 胃癌へと適応は拡大され, 今後, さらなる癌種への治療薬として期待されている薬剤であるが, ときにirAEsという独特な副作用をきたすことがある[21]. そのなかに乾癬様皮膚炎がある[22].

乾癬は, 自己免疫機序が想定されている慢性炎症性皮膚疾患である. 乾癬ではTh1ヘルパーT細胞, Th17ヘルパーT細胞の活性化によりIFN-γ, TNF-α, IL-6, IL-8, IL-17Aなどの血清濃度が上昇し, 病態を形成している.

irAEsとしての乾癬様皮膚炎の発症は, 抗PD-1抗体, 抗PD-L1抗体によるものが報告されている[23)24]. その発症機序は正確には判明していないが, 抗PD-1抗体にて乾癬様皮疹を生じた症例にて血清IL-6値が高値になり, 皮疹を生じなかった症例では低値になっていた点に注目し, 乾癬様皮疹が生じる症例では, 血清IL-6の過剰産生が皮疹を誘発していると推察している[25].

免疫チェックポイント阻害薬にて乾癬様皮疹が生じた場合の治療については, レチノイドの内服, ステロイド外用・内服が用いられ, 免疫チェックポイント阻害薬を継続使用するか否かはCommon Terminology Criteria for Adverse Events(CTCAE)のgradeにより分類されており, 皮疹面積が30%以上になるとgrade 3と定義され, 使用中止の目安となっているが[26], 乾癬様皮疹の場合, 中毒性表皮壊死融解症やStevens-Johnson症候群の際と異なり明確な基準はなく, 各症例の病態により選択されている[24].

光線療法は一部の症例で試みられ, 一定の効果を認めている[27]. 糖尿病を有しており, ステロイドの内服療法が選択しにくい症例や妊孕性を保ちたい症例などには選択肢となり得る(図6).

まとめ

　白斑，円形脱毛症の古典的治療としての光線療法，稀な疾患である反応性穿孔性膠原線維症，環状肉芽腫症，リポイド類壊死症での光線療法，免疫チェックポイント阻害薬による irAEs に対する光線療法など，最新の治療法による irAEs への対策としての光線療法を紹介した．光線療法は，生物学的製剤や分子標的薬による治療と比較すると時代遅れの印象を持たれているかもしれないが，治療対象の幅の広さや副作用の少なさなど，まだまだ有効に活用できる場が存在していると思われる．

文　献

1) Craiglow BG, King BA：Tofacitinib Citrate for the Treatment of Vitiligo：A Pathogenesis-Directed Therapy. *JAMA Dermatol*, **151**：1110-1112, 2015.

2) 伊藤雅章：脱毛症. 皮膚免疫ハンドブック, 改訂第2版（玉置邦彦ほか編）, 中外医学社, pp. 339-346, 2005.

3) Mehregan AH, Schwartz OD, Livingood CS：Reactive perforating collagenosis. *Arch Dermatol*, **96**：277-282, 1967.

4) 赤股　要：合併症　皮膚疾患　反応性穿孔性膠原症. プラクティス, **30**：271-274, 2013.

5) Hinrichs W, Breuckmann F, Altmeyer P, et al：Acquired perforating dermatosis：a report on 4 cases associated with scabies infection. *J Am Acad Dermatol*, **51**：665-667, 2004.

6) Faver IR, Daoud MS, Su WP：Acquired reactive perforating collagenosis Report of six cases and review of the literature. *J Am Acad Dermatol*, **30**：575-580, 1994.

7) Kim JH, Kang WH：Acquired reactive perforating collagenosis in a diabetic patient with pulmonary aspergillosis. *Cutis*, **66**：425-430, 2000.

8) Kang BS, Kang H, KIM H-OK, et al：Three cases of acquired reactive perforating collagenosis improved by narrowband ultraviolet B phototherapy. *Korean J of Dermatol*, **45**：1064-1069, 2007.

9) 豊田美都, 蔵　紀子, 今福信一ほか：汎発性環状肉芽腫—Narrow-band UVB とエトレチナート内服で治療した1例と本邦報告246例の集計—. 日皮会誌, **116**：2265, 2006.

10) Lee JJ, English JC 3rd：Improvement in Ulcerative Necrobiosis Lipoidica after Janus Kinase-Inhibitor Therapy for Polycythemia Vera. *JAMA Dermatol*, **154**：733-734, 2018.

11) 太田安紀, 水野可魚, 杉原　昭ほか：Narrow-band UVB 療法が奏功した汎発型環状肉芽腫. 日皮会誌, **115**：893-896, 2005.

12) 吉井優太, 稲坂　優, 倉橋直子ほか：ナローバンド UVB が奏功した汎発型環状肉芽腫症. 皮膚病診療, **38**：915-918, 2016.

13) Oppenheim M：Eigentümlich disseminierte Degeneration des Bindegewebes der Haut bei einem Diabetiker. *Z Hautkr*, **30**(32)：179, 1929.

14) Lepe K, Riley CA, Salazar FJ：Necrobiosis Lipoidica. *StatPearls*[Internet], Treasure Island (FL), PMID：29083569, 2021.

15) Boateng B, Hiller D, Albrecht HP, et al：Cutaneous microcirculation in pretibial necrobiosis lipoidica. Comparative laser Doppler flowmetry and oxygen partial pressure determinations in patients and healthy probands. *Hautarzt*, **44**：581-586, 1993.

16) Imtiaz KE, Khaleeli AA：Squamous cell carcinoma developing in necrobiosis lipoidica. *Diabet Med*, **18**：325-328, 2001.

17) Tidman MJ, Duncan C：The treatment of necrobiosis lipoidica. *Br J Diabetes Vasc Dis*, **5**：37-41, 2005.

18) Kota SK, Jammula S, Kota SK, et al：Necrobiosis lipoidica diabeticorum：A case-based review of literature. *Indian J Endocrinol Metab*, **16**：614-620, 2012.

19) Basoulis D, Fragiadaki K, Tentolouris N, et al：Anti-TNFα treatment for recalcitrant ulcerative necrobiosis lipoidica diabeticorum：A case report and review of the literature. *Metabolism*, **65**：569-573, 2016.

20) Dupont E, Craciun L：UV-induced immunosuppressive and anti-inflammatory actions：mechanisms and clinical applications. *Immunotherapy*, **1**(2)：205-210, 2009.

21) 門野岳史：免疫関連有害事象（irAE）の仕組みと

臨床像. *Keynote R・A*, **5**：103-108, 2017.

22）沖山奈緒子：皮膚症状と IL-6. *Keynote R・A*, **5**：130-133, 2017.

23）Murata S, Kaneko S, Harada Y, et al：Case of de novo psoriasis possibly triggered by nivolumab. *J Dermatol*, **44**：99-100, 2017.

24）播摩瑤子, 石浦信子, 向川早紀ほか：臨皮, **74**：589-593, 2020.

25）Tanaka R, Okiyama N, Okune M, et al：Serum level of interleukin- 6 is increased in nivolumab associated psoriasiform dermatitis and tumor necrosis factor-α is a biomarker of nivolumab recativity. *J Dermatol Sci*, **86**：71-73, 2017.

26）武田真幸：免疫チェックポイント阻害剤の皮膚・粘膜障害のマネジメント―内科医の視点から. 薬事, **61**：1416-1419, 2019.

27）中田千華, 谷崎英昭, 鄭　韓英ほか：抗 PD-1 抗体薬投与中に生じた乾癬様皮膚炎―紫外線療法が奏効した 1 例―. 皮膚の科学, **18**：353-359, 2019.

FAX による注文・住所変更届け

改定：2015 年 1 月

毎度ご購読いただきましてありがとうございます．

読者の皆様方に小社の本をより確実にお届けさせていただくために，FAX でのご注文・住所変更届けを受けつけております．この機会に是非ご利用ください．

◎ご利用方法

FAX 専用注文書・住所変更届けは，そのまま切り離して FAX 用紙としてご利用ください．また，注文の場合手続き終了後，ご購入商品と郵便振替用紙を同封してお送りいたします．**代金が 5,000 円をこえる場合，代金引換便とさせて頂きます**．その他，申し込み・変更届けの方法は電話，郵便はがきも同様です．

◎代金引換について

本の代金が 5,000 円をこえる場合，代金引換とさせて頂きます．配達員が商品をお届けした際に，現金またはクレジットカード・デビットカードにて代金を配達員にお支払い下さい(本の代金＋消費税＋送料)．(※年間定期購読と同時に 5,000 円をこえるご注文を頂いた場合は代金引換とはなりません．郵便振替用紙を同封して発送いたします．代金後払いという形になります．送料は定期購読を含むご注文の場合は頂きません)

◎年間定期購読のお申し込みについて

年間定期購読は，1 年分を前金で頂いておりますため，代金引換とはなりません．郵便振替用紙を本と同封または別送いたします．送料無料，また何月号からでもお申込み頂けます．

毎年末，次年度定期購読のご案内をお送りいたしますので，定期購読更新のお手間が非常に少なく済みます．

◎住所変更届けについて

年間購読をお申し込みされております方は，その期間中お届け先が変更します際，必ずご連絡下さいますようよろしくお願い致します．

◎取消，変更について

取消，変更につきましては，お早めに FAX，お電話でお知らせ下さい．

返品は，原則として受けつけておりませんが，返品の場合の郵送料はお客様負担とさせていただきます．その際は必ず小社へご連絡ください．

◎ご送本について

ご送本につきましては，ご注文がありましてから約 1 週間前後とみていただきたいと思います．お急ぎの方は，ご注文の際にその旨をご記入ください．至急送らせていただきます．2〜3 日でお手元に届くように手配いたします．

◎個人情報の利用目的

お客様から収集させていただいた個人情報，ご注文情報は本サービスを提供する目的(本の発送，ご注文内容の確認，問い合わせに対しての回答等)以外には利用することはございません．

その他，ご不明な点は小社までご連絡ください．

株式会社 全日本病院出版会　〒 113-0033 東京都文京区本郷 3-16-4-7 F

電話 03(5689)5989　FAX03(5689)8030　郵便振替口座 00160-9-58753

FAX 専用注文用紙 　5,000 円以上代金引換　(皮 '21.10)

Derma 年間定期購読申し込み (送料弊社負担)		
□ 2022 年 1 月〜12 月 (定価 42,130 円)　□ 2021 年__月〜12 月		

□ Derma バックナンバー申し込み(号数と冊数をご記入ください)

No.	/	冊	No.	/	冊	No.	/	冊

Monthly Book Derma. 創刊 20 周年記念書籍
□ そこが知りたい 達人が伝授する日常皮膚診療の極意と裏ワザ(定価 13,200 円)　　　冊

Monthly Book Derma. 創刊 15 周年記念書籍
□ 匠に学ぶ皮膚科外用療法―古きを生かす，最新を使う―(定価 7,150 円)　　　冊

Monthly Book Derma. No. 314('21.10 月増大号)
□ 手元に 1 冊！皮膚科混合・併用薬使用ガイド(定価 5,500 円)　　　冊

Monthly Book Derma. No. 307('21.4 月増刊号)
□ 日常診療にこの 1 冊！皮膚アレルギー診療のすべて(定価 6,380 円)　　　冊

Monthly Book Derma. No. 300('20.9 月増大号)
□ 皮膚科医必携！外用療法・外用指導のポイント(定価 5,500 円)　　　冊

Monthly Book Derma. No. 294('20.4 月増刊号)
□ "顔の赤み" 鑑別・治療アトラス(定価 6,380 円)　　　冊

Monthly Book Derma. No. 288('19.10 月増大号)
□ 実践！皮膚外科小手術・皮弁術アトラス(定価 5,280 円)　　　冊

PEPARS 年間定期購読申し込み (送料弊社負担)		
□ 2022 年 1 月〜12 月 (定価 42,020 円)　□ 2021 年__月〜12 月		

□ PEPARS バックナンバー申し込み(号数と冊数をご記入ください)

No.	/	冊	No.	/	冊	No.	/	冊

PEPARS No. 147('19.3 月増大号)
□ 美容医療の安全管理とトラブルシューティング(定価 5,720 円)　　　冊

□ 足の総合病院・下北沢病院がおくる！ポケット判 主訴から引く足のプライマリケアマニュアル(定価 6,380 円)　　　冊

□ 目もとの上手なエイジング(定価 2,750 円)　　　冊

□ カラーアトラス 爪の診療実践ガイド 改訂第 2 版(定価 7,920 円)　　　冊

□ イチからはじめる美容医療機器の理論と実践 改訂第 2 版(定価 7,150 円)　　　冊

□ 臨床実習で役立つ 形成外科診療・救急外科処置ビギナーズマニュアル(定価 7,150 円)　　　冊

□ 足爪治療マスター BOOK(定価 6,600 円)　　　冊

□ 図解 こどものあざとできもの―診断力を身につける―　　　冊

□ 美容外科手術―合併症と対策―(定価 22,000 円)　　　冊

□ 足育学 外来でみるフットケア・フットヘルスウェア(定価 7,700 円)　　　冊

□ 実践アトラス 美容外科注入治療 改訂第 2 版(定価 9,900 円)　　　冊

□ Non-Surgical 美容医療超実践講座(定価 15,400 円)　　　冊

□ スキルアップ！ニキビ治療実践マニュアル(定価 5,720 円)　　　冊

その他(雑誌名/号数，書名と冊数をご記入ください)
□

お名前	フリガナ		診療科
		要捺印	
ご送付先	〒　　　―		

TEL：　　(　　　　)	FAX：　　(　　　　)

FAX 03-5689-8030 全日本病院出版会行

年　月　日

住 所 変 更 届 け

お名前	フリガナ	
お客様番号		毎回お送りしています封筒のお名前の右上に印字されております8ケタの番号をご記入下さい。
新お届け先	〒　　　　　都道府県	
新電話番号	（　　　）	
変更日付	年　月　日より	月号より
旧お届け先	〒	

※ 年間購読を注文されております雑誌・書籍名に✓を付けて下さい。

☐ Monthly Book Orthopaedics （月刊誌）

☐ Monthly Book Derma. （月刊誌）

☐ 整形外科最小侵襲手術ジャーナル （季刊誌）

☐ Monthly Book Medical Rehabilitation （月刊誌）

☐ Monthly Book ENTONI （月刊誌）

☐ PEPARS （月刊誌）

☐ Monthly Book OCULISTA （月刊誌）

バックナンバー 一覧

2022 年 2 月現在

Monthly Book

Derma.
デルマ

2022 年度　年間購読料　42,130 円

通常号：定価 2,750 円（本体 2,500 円＋税）× 11 冊
増大号：定価 5,500 円（本体 5,000 円＋税）× 1 冊
増刊号：定価 6,380 円（本体 5,800 円＋税）× 1 冊

═ 2017 年 ═

No. 255 皮膚科治療薬処方ガイド－年齢・病態に応じた薬の使い方－
定価 6,160 円（本体 5,600 円＋税）　編／常深祐一郎　増刊

No. 262 再考！美容皮膚診療－自然な若返りを望む患者への治療のコツ－
定価 5,280 円（本体 4,800 円＋税）　編／森脇真一　増大

═ 2018 年 ═

No. 265 ストップ・ザ・マーチ！ 予防も含めたアレルギー治療の実際
編／加藤則人

No. 266 実践 褥瘡のチーム医療－予防から治療まで－
編／前川武雄

No. 267 Skin aging－ケアの実際－　編／門野岳史

No. 268 これが皮膚科診療スペシャリストの目線！
診断・検査マニュアル－不変の知識と最新の情報－
定価 6,160 円（本体 5,600 円＋税）　編／梅林芳弘　増刊

No. 269 足下を固める真菌症診療　編／畑 康樹

No. 270 夏前に知りたい！ 夏の生き物による疾患の perfect cure
編／常深祐一郎

No. 271 これ 1 冊！こども皮膚病－診断と治療－　編／馬場直子

No. 272 見逃さない！皮膚が語る重症疾患のサイン
編／名嘉眞武国

No. 273 皮膚科女性外来の実践　編／檜垣祐子

No. 274 必読！皮膚疾患に潜む pitfall　編／鶴田大輔

No. 275 外来でてこずる皮膚疾患の治療の極意
－患者の心をつかむための診療術－
定価 5,280 円（本体 4,800 円＋税）　編／安部正敏　増大

No. 276 これで困らない！蕁麻疹患者の対応法　編／平郡隆明

No. 277 達人に学ぶ“しごと”の皮膚病診療術　編／中村元信

═ 2019 年 ═

No. 278 皮膚科で役立つエコー活用術　編／八代 浩

No. 279 皮膚科医のためのリスクマネジメント術
－メディエーションとコンフリクトマネジメントも含めて－
編／松村由美

No. 280 皮膚悪性腫瘍の病理組織診断プラクティス
編／清原隆宏

No. 281 これで鑑別は OK！ ダーモスコピー診断アトラス
－似たもの同士の鑑別と限界－
定価 6,160 円（本体 5,600 円＋税）　編／宇原 久　増刊

No. 282 金属アレルギー診療 update　編／足立厚子

No. 283 “わけのわからない痒み”管理マニュアル　編／石氏陽三

No. 284 紅皮症 迷った時にこの 1 冊！　編／山本俊幸

No. 285 今だから学ぶ性感染症　編／川村龍吉

No. 286 明日からはじめる下肢・足潰瘍治療　編／出月健夫

No. 287 基礎から固める血管炎　編／石黒直子

No. 288 実践！皮膚外科小手術・皮弁術アトラス
定価 5,280 円（本体 4,800 円＋税）　編／田村敦志　増大

No. 289 知らぬと見逃す食物アレルギー　編／矢上晶子

No. 290 皮膚科で役立つ治療関連合併症マネジメントマニュアル
編／玉木 毅

═ 2020 年 ═

No. 291 いま学びたい 皮膚リンパ腫の診断と治療
編／菅谷 誠

No. 292 水疱をどう診る？どう治す？　編／西江 渉

No. 293 まるわかり！自己炎症性疾患　編／金澤伸雄

No. 294 “顔の赤み”鑑別・治療アトラス
定価 6,380 円（本体 5,800 円＋税）　編／関東裕美　増刊

No. 295 皮膚科ではこう使う！漢方処方ガイド　編／清水忠道

No. 296 “中毒疹”診断のロジックと治療　編／阿部理一郎

No. 297 ウイルス性疾患 最新の話題　編／浅田秀夫

No. 298 いま基本にかえるメラノーマ診療　編／爲政大幾

No. 299 化粧・香粧品による皮膚トラブルと患者指導　編／青山裕美

No. 300 皮膚科医必携！外用療法・外用指導のポイント
定価 5,500 円（本体 5,000 円＋税）　編／朝比奈昭彦　増大

No. 301 こころと皮膚　編／片岡葉子

No. 302 詳しく知りたい！新しい皮膚科の薬の使い方
編／神戸直智

No. 303 かおとあたまの皮膚病診療　編／福田知雄

═ 2021 年 ═

No. 304 口腔粘膜疾患のすべて　編／髙橋愼一

No. 305 免疫再構築症候群/irAE の学び方・診方
編／末木博彦

No. 306 これだけは知っておきたい 軟部腫瘍診断
編／清原隆宏

No. 307 日常診療にこの 1 冊！皮膚アレルギー診療のすべて
定価 6,380 円（本体 5,800 円＋税）　編／森田栄伸　増刊

No. 308 完全攻略！新生児・乳児の皮膚マネジメントマニュアル
編／玉城善史郎

No. 309 どう診る？汗の病気　編／藤本智子

No. 310 白癬を究める　編／原田和俊

No. 311 皮膚科処置 基本の「キ」　編／門野岳史

No. 312 角化症診療マニュアル　編／河野通浩

No. 313 皮膚疾患とマイクロバイオーム　編／森実 真

No. 314 手元に 1 冊！皮膚科混合・併用薬使用ガイド
定価 5,500 円（本体 5,000 円＋税）　編／大谷道輝　増大

No. 315 光による皮膚トラブル－光線過敏症から光老化まで－
編／森脇真一

No. 316 知っておくべき高齢者の皮膚の扱い方－スキンーテア, MDRPU, IAD まで－
編／磯貝善蔵

No. 317 母斑・母斑症の診療 update－基礎から実践まで－
編／金田眞理

No. 318 ここまでできる！最新オフィスダーマトロジー
編／野村有子

※各号定価：本体 2,500 円＋税（増刊・増大号は除く）
※ 2016 年以前のバックナンバーにつきましては，弊社ホームページ（https://www.zenniti.com）をご覧ください.

次号予告（4 月増刊号）

エキスパートへの近道！間違えやすい皮膚疾患の見極め

編集企画／上尾中央総合病院科長／東京医科大学兼任教授
自治医科大学名誉教授

出光　俊郎

掲載広告一覧

| 編集主幹： | 照井　正　日本大学教授 | No. 319　編集企画： |
| | 大山　学　杏林大学教授 | 山﨑文和　関西医科大学准教授 |

Monthly Book Derma．　No. 319

2022 年 3 月 15 日発行（毎月 15 日発行）
定価は表紙に表示してあります．
Printed in Japan

発行者　末　定　広　光
発行所　株式会社　全日本病院出版会
〒 113-0033　東京都文京区本郷 3 丁目 16 番 4 号 7 階
電話　（03）5689-5989　Fax　（03）5689-8030
郵便振替口座　00160-9-58753

印刷・製本　三報社印刷株式会社　　電話　（03）3637-0005
広告取扱店　㈱メディカルブレーン　電話　（03）3814-5980

© ZEN・NIHONBYOIN・SHUPPANKAI, 2022